臨床倫理入門

監修◉日本臨床倫理学会
著◉箕岡真子

へるす出版

はじめに

　『臨床倫理』とは，臨床現場において，患者の人格を尊重し，その尊厳に配慮することを目的とする学問です。実践的には，日常臨床において，医学的に適切な医療を実践することとともに，患者や家族とのコミュニケーションを通じて，患者の人生観や価値観を尊重し，本人のQOLの向上やwell-beingに寄与することを目指しています。

　実際，地域包括ケアが提唱されている現代の医療現場では，患者の病気だけでなく，患者を全人的に捉え，本人の価値観や生活といった視点も考慮し，患者に寄り添うことができる医療者が社会から求められています。したがって，将来，臨床に従事しようと志す学生が，患者の尊厳に配慮し，患者本人や家族に信頼される医療者になるためには，『臨床倫理』を学ぶことは，大変意義深いことであると言えます。

　まず，『臨床倫理』が，医療の本質的な一側面であることを理解することが重要です。一つのケースについて，診断・治療・予後などと同様に，倫理的に考慮することは，欠かすことのできない医療実践の一つの要素であることを，身をもって学ぶことです。

　実際，臨床現場には，今後の方針をめぐって，患者と家族，あるいは患者と医療者，あるいは医療者間で意見の対立がみられることがしばしばあります。すなわち，それぞれの意見とも，「どちらが正しく，どちらが間違っているのか？」「どちらが，優位なのか？下位なのか？」が一見しただけでは，必ずしも明らかではないケースにしばしばしば遭遇し，医療者を悩ませます。このような微妙な価値の対立を倫理的ジレンマと言います。『臨床倫理』を学ぶことによって，倫理的感受性を高め，日常臨床に潜む倫理的問題（ジレンマ）に気づき，適切な意思決定の支援をし，関係者皆が満足感を覚える医療の実践につなげることは大切です。そのためには，経験からくる直観だけではなく，ある程度の倫理的・医学的・法的知識が必要となります。

　臨床現場においては，似たような事例でも，それぞれのケースごと解決策は異なることがしばしばあります。すなわち，臨床倫理にはたった一つの正解があるわけではありません。Aという事例はBという対応をします。Cという事例はDという対応をするという図式は成り立ちません。したがって，一つの正解を出すのではなく，読者が，今後，自分の実践の現場で，それぞれの状況に応じてフレキシブルに考えることができるために必要な倫理的ツール（根拠）を提供できればと思っています。

　本書は，筆者が浜松医科大学における医学概論の講義の中で，「臨床倫理入門」として話をしてきた内容をはじめとして，さまざまな機会に講演してきた内容を元に加筆したものです。学生が，臨床倫理に関わる問題が，自分自身にとって身近な問題であることを理解する

ために,わかりやすいケースを提示し,考えていく手法を採用しています.それぞれのケースは,異なった学年ごと,異なった受け止め方がなされるでしょう.それは医学的知識の習得の程度・量だけでなく,人生の経験年数の違い,それまでの生活環境の違いなどからも,さまざまな意見が出てくるでしょう.そのような学生の自由な発想を受け入れるとともに,臨床倫理に関わる知識はもちろんのこと,医学的および法的にもバランスのとれた考え方を学んでいくことが大切です.すなわち,ケーススタディを重ねていくうちに,「直観による臨床倫理」から「じっくり立ち止まって論理的に考える臨床倫理」へ導かれていきます.

『臨床倫理』の講義においては,学生各自が,自分で考え,自分の言葉で発言することができるようにすること(ディスカッション)に主眼を置くことは重要です.他者の意見と異なる場合には,他者の意見を一方的に拒絶するのではなく,受け入れられない理由について,論理的に説明できるようにする必要があります.それは,「人はそれぞれ異なった価値観を持っており,それらは互いに尊重されなければならない」ということを学ぶことは,臨床実践において,よりよい医療者―患者関係を構築するために不可欠だからです.そのための授業の進め方には,①順番に意見を言ってもらう方法のほか,②スモールグループ・ディスカッション方式,③ディベート方式〔賛成(pro)および反対(con)に分かれて意見を交換する〕などが想定されるでしょう.

本書は,基本的にケーススタディであり,事例をもとに,各大学のカリキュラム時間に応じて,それぞれの学年に合った進め方がなされることでしょう.医学部の低学年であれば,事例を考えるための,ある程度の医学的知識を提供することも必要となるでしょう.また,医学的知識を提供するだけでなく,学生が自ら調べてみようという動機付けにもつながることは好ましいことであると思います.これらの事例を通じて『臨床倫理』を学ぶことによって,自身が理想とする医療者(医師・看護師など)の姿を想像し,今後,医学部の履修課程で学ぶことへの意欲を高めることにも貢献できることになればうれしく思います.

将来,医師や看護師を目指す学生,あるいは臨床現場ですでに働いている臨床倫理の初学者の方々が,患者やその家族,さらには社会から信頼される医療者になっていただきたいとの心からの願いを込めて書きました.ケーススタディを積み重ねるごとに,それまでに学んだ倫理用語を用いて,学生が意見を述べたり,ディスカッションをする姿を見ていると,彼らの感受性の柔軟さと成長に,驚きとともに喜びを覚えます.日本の将来の医療を担っていく若き医師や看護師の卵に精一杯のエールを送りたいと思います.

箕岡　真子

監修にあたって
―臨床倫理をなぜ学ばなければならないのか―

「なぜ臨床倫理を学ばなければならないのか」これは，医療の本質にも関わる重要な問いであり，本来であれば，将来，医師や看護師などの医療専門職を目指す学生，および実際の臨床現場で働いている医療職の方々が，自分自身の経験を通じて，自分で考え，自分で悩み，生涯にわたってその解答を求め続けるべき問いである。したがって，私はここで，「なぜ臨床倫理を学ばなければならないのか」の正解を示そうとは思わない。一人の医療者の先輩として，日本の将来の医療システムに思いを馳せながら，少しばかりの助言をしてみたい。

まず，団塊の世代と呼ばれた人たちが75歳以上となる2025年を目途に，要介護状態となっても住み慣れた地域で自分らしい暮らしを人生の最後まで続けることができるよう，医療・介護・予防・住まい・生活支援が包括的に確保される地域包括ケアシステムの構築が求められている。すなわち，医療や介護などの多職種が連携して生活を支える体制であり，そこでは，異なる職種間における臨床倫理に裏打ちされたコミュニケーション力が求められる。

さらには医療連携もまた求められる。医療連携は病院も含めて，きめ細やかに入院から退院支援，そして在宅医療と，国民にとってどこにいても安心して暮らせる包括的な地域ケアシステムである。

近代医療は，効果的な診療を行う必要性，診療に役立つ情報収集の必要性，患者の権利意識の変化から情報の共有が求められた。医学的エビデンスをもとに，効果の高い医療を提供することで，早く治る，死亡率が減少する，患者の苦痛が少なく，満足度が得られるとしたが，実際，あらゆる患者の治療行為に対して質の高いエビデンスが必ずしも存在するわけではない。医療の本質は個々の患者のQOLについて真摯に考えることである。医療行為は，当該患者のその後の時間と生活空間を考え，その人が生きるための生活の質と，生命の質を含めて考えることにある。したがって，医療行為は医学的視点のみからの判断だけでは十分ではなく，ここに臨床倫理を学ぶ必要性が生じる。

臓器別医療が目指した医療は，疾病構造の変化によりさまざまな課題を露呈することになった。現在，病気を治すだけでなく，生活を支える医療が求められているが，「治し，生活を支える」ことの真の意味を，臨床現場の医療者は考え続けなければならない。例えば，高齢者の長期入院は高齢に伴う自然の成り行きではない。医療の結果である。その医療方針の決定の過程において，患者本人の尊厳，すなわち倫理的価値判断について十分に配慮がなされなければならない。実際，医療者が考える最善の医療は，必ずしも本人にとって最善とは言えないことは多々ある。重要なことは，その患者にとってただ一度の人生であることを忘れずに，医療者が共感をもって考えることである。臨床倫理を学ぶことにより，より患者に寄り添い，本人にとっての最善の医療判断を行うことを期したい。

日本臨床倫理学会　理事長
新田　國夫

「臨床倫理入門」刊行に寄せて
－推薦のことば－

　この書を読む「将来の医療者」のキャンディデート（候補者）である医学生・看護学生，あるいはすでに臨床に従事している「臨床倫理」の初学者は，医療（医学）的に何が患者にとって善い（Good）ことであるかを，一生懸命に学んでいる最中だと思う。彼ら彼女らの，その若い学ぶ意欲が，医学等を発展させてきた原動力でもある。ヒポクラテスの誓い（The Hippocratic Oath）はこう言う。「自身の能力と判断に従って，患者に利すると思う治療法を選択し，害と知る治療法を決して選択しない。」つまり，医師は，最も患者に益となり，可能な限り害を与えない医療を実践する。これを，倫理原則では，「善行の原則」と「無危害の原則」という。しかし，これだけを根拠に医療を推し進めると，医師らが考えた「患者にとってよいこと」だけで医療が進められることになる。つまり，パターナリズム的な医療に陥ってしまう。そこでは，患者は客体として扱われ，患者の「自己決定」が尊重されない。そこで，医療者の従う倫理原則は，善行・無危害だけでなく，患者の主体性を尊重するために，患者の意思や選好を尊重することを求めた。これを，「自律尊重」ないし「自己決定の尊重」という。臨床倫理活動は，医療者が陥りやすい，独善への「ブレーキ」としても働く。本書はこれをしっかりと知識として提供している。

　しかし，医学的知識の吸収に全身全霊を注いでいる若い医療者の中には，臨床倫理ないし，臨床倫理的な対話が不得意な者も見受けられる。実際，研究・勉強熱心な医師ほど，善意の罠に陥ることがあり，「自分がここまで患者のために考えてやったのに」という気持ちが沸き起こってきがちである。また，臨床倫理的な配慮は，臨床では多職種でのカンファレンスによって実現されるため，患者・家族や，同僚や多職種で対話することに不得意な医師もジレンマや悩みを抱えることになる。したがって，本書は，倫理的な対話の仕組みを提供することを，その目的の一つとする。

　日常臨床において，自分の感じた違和感や苦悩に向き合う際に，一人で悩みを抱え込まず，多職種で考える臨床倫理的対話は，現場の医療者を支えるプロセスでもある。

　また，臨床倫理活動は，かえって医師の役割が重要であることを再認識させる。患者の診断を正確にして，それでも残る不確実さの中で予後を想定する作業があって初めて，倫理的な判断が可能なのである。例えば，人工呼吸器管理の患者についての適切な診断・予後予測がない限り，呼吸器着脱の議論はできないであろう。したがって，医学生や臨床実践に就いて間もない医療者が，今まで以上に医学を勉強することは重要である。しかし，それとともに，臨床倫理的な配慮も必要となるのである。本書は，医師の医学面での貢献についても適切な配慮を示している（倫理至上主義ではない）。

　そこで，本書は，21世紀の医療者が，右手（医学の知識と経験）と，左手（倫理的な配慮と対話力）を持つための，確かな道筋を示す。

　筆者は医師であり，臨床倫理の専門家であり，以前から「机の上での倫理」ではなく，「医療の現場での倫理」（つまり，実践に基づいた臨床倫理）に関心を持ってきた。そして，監修者らはいずれも筆者のこのような思いを共有して「日本臨床倫理学会」を立ち上げた仲間であり，この推薦の言葉を書いている私も法律家（元判事）であるが，その一員である。本書が多くの医学生・看護学生，あるいは臨床現場の医療者に利用されることを望む。

中京大学法科大学院教授・元大阪地方裁判所判事

稲葉　一人

目 次

はじめに ·· iii
監修にあたって
　―臨床倫理をなぜ学ばなければならないのか― ······ v
「臨床倫理入門」刊行に寄せて
　―推薦のことば― ··· vii

第1章　人間の尊厳を考える　1

▶Case 1　記憶障害がある認知症高齢者のケース ── 1
Ⅰ 尊厳（dignity）··· 2
　①「尊厳」という言葉の使われ方 ·························· 2
　②「尊厳」は人格に備わる絶対的な価値である ········ 2
Ⅱ SOL・QOL ··· 3
　①SOL：生命の尊厳・生命の神聖性 ······················ 3
　②QOL：生（命）の質 ·· 3
　③SOLとQOLの関係 ·· 3
Ⅲ 徳倫理 ··· 4
　①徳倫理とは ·· 4
　②「徳」の種類 ··· 4
Ⅳ パーソンセンタード・ケア ································· 4
　①パーソンセンタード・ケアとは ························ 5

第2章　倫理4原則について理解する　9

▶Case 2　タスキギー事件 ───────── 9
Ⅰ 患者の権利侵害の歴史的事件 ····························· 10
　①ニュルンベルク裁判 ··· 10
　②ウィローブルック事件 ····································· 10
　③ユダヤ人慢性疾患病院事件 ······························· 11
Ⅱ ベルモントレポート ·· 11
Ⅲ 倫理4原則 ··· 11
　①自律尊重原則（autonomy）····························· 12
　②善行原則（beneficence）································ 13
　③無危害原則（non-maleficence）····················· 13
　④公正原則（justice）··· 14
Ⅳ 倫理4原則の対立 ··· 14
　①倫理4原則の優先順位はケースごと異なる ······· 14
　②倫理4原則同士が対立する ······························ 15

第3章　患者の自己決定を尊重することの意義について学ぶ　17

▶Case 3　治療継続を拒んだ肺がん患者 ─────── 17
Ⅰ 事実（fact）と価値（value）···························· 18
　①「医学的事実認識」と「倫理的価値判断」の区別
　　に敏感になる ·· 18
　②「正しい事実認識」がなければ、「よい倫理的価
　　値判断」はできない ··· 19
　③「正しい事実認識」がなされている場合でも、「よ
　　い倫理的価値判断」は必ずしも一つではない ····· 19
Ⅱ インフォームド・コンセント ···························· 19
　①インフォームド・コンセントの意義 ················· 19
　②歴史的背景 ·· 20
　③インフォームド・コンセントの構成要素 ·········· 21
　④インフォームド・コンセント訴訟 ···················· 21
Ⅲ 意思決定プロセスにおけるコミュニケーション
　 の重要性 ··· 22
　①コミュニケーションが足りないと、意見の不一
　　致だけでなく、感情的対立も生じる ················· 22
　②コミュニケーションによって、対立から共感へ ····· 22

第4章　告　知　25

▶Case 4　認知症患者への告知
　　―あるソーシャルワーカーの悩み― ─────── 25
Ⅰ 告知に関わる倫理的論点 ···································· 26
　①告知に関する具体的問題 ·································· 26
　②パターナリズムから患者の自律尊重へ ············· 26
　③病名告知から真実告知（truth telling）へ ······· 27
Ⅱ このケースの事実（fact）を明らかにする
　 ―4分割表をつくってみましょう― ··················· 27
Ⅲ 告知と意思決定能力 ·· 27
Ⅳ 告知をすることのメリット・デメリット ·········· 28
　①告知のメリット ·· 29
　②告知のデメリット ·· 30
Ⅴ 告知の際に留意すること ···································· 30
　①心理的配慮 ·· 31
　②タイミング ·· 31
　③告知の内容 ·· 31
Ⅵ 患者本人・家族や関係者のナラティブの重要性
　 に気づく ··· 32
　①患者本人の気持ちや考え方を明確にする ········· 32
　②家族（妻）・主治医の気持ちや考えを明確にする ····· 33
　③関係者すべてにとっての解決策を模索する ······ 33

第5章 身体拘束と行動コントロールの倫理　37

- ▶Case 5-1 施設における身体拘束
  ―家族が身体拘束を要望 ― 37
- ▶Case 5-2 薬剤による行動コントロール ― 38
- ▶Case 5-3 病院における手術後の身体拘束 ― 38
- Ⅰ 行動コントロールの倫理 ― 40
  - ①行動コントロールの倫理とは ― 40
  - ②拘束に関する法律など ― 40
  - ③倫理原則の対立 ― 41
- Ⅱ 身体拘束による行動コントロール ― 41
  - ①身体拘束の弊害 ― 41
  - ②拘束の違法性が阻却される要件 ― 42
  - ③最小限の拘束 ― 42
- Ⅲ 薬物による行動コントロール ― 43
  - ①行動をコントロールする薬物使用の際に留意すること ― 43
- Ⅳ 病院における行動コントロール ― 44
  - ①術後の行動制限 ― 44
  - ②一宮身体拘束事件 ― 45
  - ③その他の判例 ― 46

第6章 守秘義務とその解除（通報の義務）・個人情報保護　49

- ▶Case 6-1 高齢者虐待
  ―ある訪問看護師の悩み― ― 49
- ▶Case 6-2 夫のHIV感染を妻に告げるべきか
  ―ある医師の悩み― ― 49
- Ⅰ 守秘義務 ― 50
  - ①秘密と守秘義務 ― 50
  - ②プライバシー権：自分に関する情報を自分でコントロールする権利 ― 51
  - ③タラソフ事件：守秘義務が絶対的義務から相対的義務に ― 51
  - ④守秘義務の遵守とその解除 ― 52
- Ⅱ 個人情報保護 ― 52
  - ①個人情報の定義 ― 52
  - ②個人情報保護法 ― 52
  - ③現場における個人情報保護の例 ― 53
- Ⅲ 高齢者虐待と守秘義務の解除（通報の義務） ― 54
  - ①家族介護（養護）者による高齢者虐待 ― 54
  - ②介護従事者による高齢者虐待 ― 54

第7章 希少な医療資源の公正配分　57

- ▶Case 7-1 誰が透析を受けるべきか
  ―透析機器は1台，候補者は2名 ― 57
- ▶Case 7-2 誰が透析を受けるべきか
  ―透析機器は2台，候補者は5名 ― 57
- Ⅰ 医療資源の公正配分 ― 58
  - ①公正原則と医療資源の配分 ― 58
  - ②限りある医療資源 ― 58
  - ③希少な医療資源の公正配分の問題 ― 59
- Ⅱ 神の委員会 ― 59
- Ⅲ その他の医療資源の公正配分に関わる論点 ― 60
  - ①QALY ― 60
  - ②トリアージ ― 61

第8章 終末期医療の倫理　63

- ▶Case 8 家族が「本人は延命治療を望んでいなかった」と言ったケース ― 63
- Ⅰ 医学的アセスメント ― 65
- Ⅱ 本人の意思に関すること ― 66
  - ①本人の意思を尊重することの重要性 ― 66
  - ②インフォームド・コンセント ― 67
  - ③事前指示 ― 67
- Ⅲ 代理判断に関わる倫理的論点 ― 68
  - ①誰が適切な代理判断者か ― 68
  - ②代理判断の手順 ― 69
  - ③「家族による代理判断」の意味すること ― 71
- Ⅳ 緩和ケアの重要性 ― 74
  - ①緩和ケアの定義 ― 74
  - ②緩和ケアは，本人や家族に対する倫理的に適切な意思決定支援も含む ― 74
  - ③cure sometimes-comfort always ― 74
- Ⅴ アドバンス・ケア・プランニングの重要性 ― 74

第9章 DNARの倫理　79

- ▶Case 9 DNAR指示に関してベッドサイドの各医療者で解釈が異なったケース ― 79
- Ⅰ DNAR指示に関する問題点 ― 80
  - ①臨床現場における混乱 ― 80
  - ②DNAR指示に関する倫理的論点 ― 81
- Ⅱ DNRとDNARは同じ？　違う？ ― 81
- Ⅲ DNAR指示の歴史 ― 82
- Ⅳ AMAのDNAR指示に関する指針 ― 83

Ⅴ DNARからPOLSTへ ································· 83
Ⅵ 日本臨床倫理学会の指針 ···························· 83
　① 基本姿勢 ··· 84
　② 書式 ·· 84
　③ ガイダンス ·· 85

第10章 生殖補助医療の倫理　　87

▶ Case 10 子宮全摘手術後，代理出産を希望して渡米した夫婦のケース ───── 87
Ⅰ 生殖補助技術（ART）································· 88
　① 第三者が介入するART ··························· 88
　② 第三者が介入するARTの倫理的問題点 ······ 88
Ⅱ 代理出産 ··· 88
　① 代理母と借り腹 ···································· 88
　② 代理出産契約に関する倫理的問題 ············· 89
　③ 代理出産する女性に関する倫理的問題 ········ 89
　④ 家族関係に関する倫理的問題 ··················· 90
Ⅲ 人工妊娠中絶 ··· 90
　① 中絶論争 ··· 90
　② 人工妊娠中絶に伴う倫理的問題 ················ 90
　③ 優生保護法から母体保護法へ ··················· 91

第11章 遺伝性疾患における倫理　　93

▶ Case 11-1 未発症の遺伝性疾患の診断を受けるべきか ───── 93
▶ Case 11-2 胎児の染色体異常の診断 ───── 93
Ⅰ 遺伝学的検査・診断 ·································· 94
　① すでに発症している病気の確定診断 ·········· 94
　② 発症前診断 ·· 94
　③ 着床前診断・出生前診断 ························· 95
　④ 保因者診断 ·· 95
　⑤ 易罹患性診断 ······································· 95
Ⅱ 遺伝学的検査・診断に伴う倫理的論点 ·········· 95
　① 予知性 ·· 95
　② 共有性 ·· 96
　③ 不変性 ·· 96
　④ 危害性 ·· 96
Ⅲ 母体血を用いた新たな出生前遺伝学的検査 ···· 96

第12章 摂食嚥下障害の倫理　　99

▶ Case 12 摂食条件を守らず，誤嚥を繰り返したケース ───── 99
Ⅰ 医学的事実の正しい認識 ··························· 100
　① 嚥下障害を疑わせる徴候 ························ 101
　② 嚥下機能の評価 ··································· 101
　③ 経過の詳細 ··· 101
Ⅱ Case 12 の倫理的論点 ······························ 101
　① 倫理的論点 ··· 102
Ⅲ 本人の意思に関わる論点 ··························· 102
　① 本人の意向 ··· 102
　② 意思決定能力 ······································ 103
　③ 真意だったのか ··································· 103
　④ 意思の変化はなかったのか ····················· 103
Ⅳ 倫理的価値の対立 ···································· 104
　① 倫理的ジレンマと倫理的価値の対立 ········· 104
　② 倫理原則の対立：「自律尊重原則」⇔「善行原則」 ·· 104
Ⅴ 本人の最善の利益
　　―口から食べることは，本人の最善の利益にかなうのか― ····························· 104
Ⅵ 家族の代理判断に関わる論点 ····················· 105
　① 倫理的論点 ··· 105
Ⅶ 医療者はどのような態度をとるべきだったのか ··· 106
　① ジレンマに揺れる臨床現場 ····················· 106
　② 嚥下指導 ·· 107
　③ コミュニケーションを十分にとる ············ 107

第13章 医療者―患者関係　　111

▶ Case 13 医療者―患者関係
　　―ある日の昼休みの看護師さんたちの会話から ─ 111
Ⅰ 医療者の法的義務 ···································· 112
Ⅱ 医療者の職業倫理綱領 ······························ 113
Ⅲ 「医療者―患者関係」モデル ······················· 113
　① 「医療者―患者関係」の歴史的変遷 ··········· 113
　② 欧米の「医師―患者関係」のモデル ········· 113
　③ パターナリズムモデル ··························· 113
　④ 情報提供型モデル ································ 114
　⑤ 相互参加型モデル（shared decision making）―
　　　分担された意思決定から共有された意思決定へ ·· 115
　⑥ 振り子モデルとしての「医療者―患者関係」 ···· 116
　⑦ チーム医療と多職種協働 ························ 117
Ⅳ 信認（信託）関係（fiduciary relationship）···· 117

第14章 倫理コンサルテーション—日常臨床における倫理的ジレンマを解決に導くために— 119

▶Case 14 倫理コンサルテーション
　　—ある日の昼休みの看護師さんたちの会話から— 119
Ⅰ 倫理コンサルテーションとは ……………… 120
Ⅱ 日常の医療ケアには多くの倫理的問題が潜んでいる　121
Ⅲ 微妙な倫理的価値の対立（＝倫理的ジレンマ）に気づく　121
Ⅳ 倫理コンサルテーションの役割 …………… 121
Ⅴ 誰が倫理コンサルテーションに助言を求めるのか？　122
Ⅵ アドバイスをする中立的第三者である倫理専門家とは，どのような人か？ ……………… 122
Ⅶ 倫理委員会との違い ………………………… 123
Ⅷ 倫理コンサルテーションの手順 …………… 123
Ⅸ できる限り正しい一次情報を収集する …… 124

付録1 POLST（DNAR指示を含む） 125

付録2 POLST（DNAR指示を含む）作成に関するガイダンス 129

①POLST（DNAR指示を含む）作成に際して，患者本人・家族（関係者）および医療ケアチーム内で十分なコミュニケーションがなされていますか？ ……………………………………… 129
②今後の医療について，患者本人の意思は尊重されていますか？ ……………………………… 130
③患者本人が意思表明できない場合の代理判断，家族および近親者の考えを尊重していますか？ … 130
④POLST（DNAR指示を含む）に関する医学的事項 ……………………………………………… 132
⑤POLST（DNAR指示を含む）指示作成の手続きについて ……………………………………… 133
⑥POLST（DNAR指示を含む）後の配慮 …… 134
★今後も継続して検討が必要な事項 …………… 134

文　献 ……………………………………………… 135
索　引 ……………………………………………… 137

第1章 人間の尊厳を考える

> **学習目標**
> - 一人の患者としてだけでなく，一人の生活者としての「人間の尊厳（dignity）」について考える
> - QOL および SOL について理解する
> - frail, vulnerable な人々に接する態度について話し合う（徳倫理・パーソンセンタード・ケア）

▶Case 1 記憶障害がある認知症高齢者のケース

A 君のおばあさんは認知症（アルツハイマー病）です。記憶障害があり，毎日，同じことを何度も言います。A 君が試験勉強していても，おかまいなしに，「今日は，お買い物に連れてってね」と何度も繰り返します。最初は「わかったよ。勉強が終わったらね」とやさしく対応していた A 君でしたが，だんだんイライラしてきて，しまいには堪忍袋の緒が切れて「試験が近いんだよ。うるさい。後にして！」と怒鳴ってしまいました。おばあさんは，なぜ A 君が怒っているのかわかりませんが，とても悲しそうな顔をしています。

Keywords 尊厳，QOL，SOL，徳倫理，パーソンセンタード・ケア

Discussion

Q1 認知症になると，どのようなことができなくなると思いますか？　認知症という病気について調べてみましょう。

Q2 あなたは，A 君の対応についてどう思いますか？　あなただったら，どのような対応をしたでしょうか？

Q3 認知症に人に対して，してはいけない態度とはどのようなものだと思いますか？　それはどのような理由からですか？

Q4 認知症の人に対して，どのような態度で接すればよいのでしょうか？

Case 1 の事例だけでなく，以下の事例についても，具体的に考えてみてください。

①昔から料理好きの認知症のBさんは，最近，しばしば鍋を焦がします。お嫁さんは，「また，鍋を焦がす！ 火事になったら困るから料理しないで！」と怒鳴ってしまいます。

②施設に入所中の認知症のCさんが日向ぼっこをしています。そこに看護師が来て血圧を測ろうとしたところ，Cさんは「何するのよ！」と言って，看護師を殴ってしまいました。

③在宅療養中の認知症のDさんはしばしば徘徊するので，家族は困っています。最近では警察の世話になることもあります。家族で部屋や玄関に鍵をかけようかと話し合っています。

I 尊厳 (dignity)

Case 1 のA君の態度は，認知症のおばあさんの尊厳に配慮したものとは言えないようです。では，倫理が問題となる場面でしばしば使われている「尊厳」とはどのようなことを意味するのでしょうか？

1 「尊厳」という言葉の使われ方

「尊厳」という言葉の使われている場面をみてみることによって，その意味するところを考えてみましょう。例えば，「人前でおむつ交換をすることは，高齢者の羞恥心に配慮しない尊厳に反する行為である」「身体拘束は尊厳に反する行為だ」「この実験は，人間の尊厳に反する非人道的研究だ」などといった使われ方がされています。また，患者の権利に関する世界医師会（World Medical Association；WMA）リスボン宣言（2002）では「患者は，人間的な終末期ケアを受ける権利を有し，またできる限り尊厳を保ち，かつ平穏に死を迎えるためのあらゆる可能な助力を与えられる権利を有する」とあります。介護保険制度の理念にも，「人間の尊厳の理念に立つ社会保障の体系として，高齢者の自立を支援し，人生の最期まで人間としての尊厳を全うできるよう支援すること」とうたわれています。

2 「尊厳」は人格に備わる絶対的な価値である

尊厳は，「人格に備わる，何物にも優先し，他のもので取って代わることのできない絶対的な価値である」（カント）と言われています。人間はかけがえのない存在であり，認知症になったり，心身を病んでいても，常に，一人の人（＝person）として尊重される必要があります。

II SOL・QOL

"尊厳"としばしば混同されている生命倫理の概念に,「生命の尊厳(生命の神聖性)」と言われているSOL(sanctity of life)があります。このSOLは,しばしば医療の現場で用いられているQOL(quality of life)と対比される概念です。

1 SOL:生命の尊厳・生命の神聖性

SOLは「生命の尊厳」,あるいは「生命の神聖性」と呼ばれています。生物学的な意味での生命の神聖さゆえに,人の命は不可侵であり,すべて平等で絶対的な価値を持っているという考え方です。すなわち,"生きていること(生命)"それ自体に価値を認めています。

2 QOL:生(命)の質

医療の目的は,患者のQOLを改善することにあると言われています。QOLは「生命の質」,あるいは「生活の質」などと呼ばれ,生命・生活・人生の"質的"内容(質の善し悪し)を指しています。QOLは,個人の健康状態,心理的状態,自立の程度,社会的関係性,周囲の環境などさまざまな要素に影響されます。すなわち,"life"という語の指し示すところは,使用する人により,ADL日常生活動作や生活の質から"命の質"までと幅広く,その使用にあたっては注意を要することがあります。例えば,「QOLを改善するためにリハビリをしましょう」という"生活の質"を指す場合には,誰も異議を唱えないでしょう。しかし,持続的植物状態で意識のない人に対して「QOL"生(命)の質"がきわめて低い」という使い方をした場合には,多くの反対意見が出るでしょう。

QOLは,世界保健機関(World Health Organization;WHO)の定義によると,個人の認識による(an individual's perception of his/her position in life)ということになりますので,他人が判断するのではなく,本人が自分の価値観や人生観に沿って判断すべきものです。しかし,実際は主観的側面(本人が判断)と客観的側面(他人が判断)を併せ持って使用されています。

3 SOLとQOLの関係

最初は,SOLとQOLは,互いに対立する概念として登場しました。SOLが生命の神聖さゆえに命に絶対的価値[生きていること(=命)そのものに価値がある]を認めるのに対して,QOLは命の質に高・低(相対的価値)を認める理論です。しかし,「"生命の神聖性SOL"を尊重することは,"生命の質QOL"に配慮することにほかならず,SOLとQOLは両立可能である」[1]と考えることが,臨床においては倫理的に妥当であると言えます。

III 徳倫理

1 徳倫理とは

　A君も、おばあさんに対して、もっと思いやりを持ってやさしく接すれば、相手の心を傷つけないで済んだかもしれません。このように、徳倫理（virtue ethics）とは、医療を実践する医療者（行為者）の「性格のよさ」を強調する考え方です。

　医療倫理の領域では、「臨床現場における倫理問題に対処する時、よい倫理的判断をするためには、①高潔な方法で行動したくなるような性格を持つことと、②正しい行為をするための手引きである倫理原則を持つことのどちらがより重要か？」という問いが長い間投げかけられてきました。①のよい性格を強調するものが「徳倫理」であり、②のよい行為を強調するものが「倫理原則」です。

　徳倫理は、医療を実践するにあたって、有徳な方法で行動したくなるような性格・資質（善意・献身・思いやり・共感など）を持つことが重要であるという考え方であり、徳のある性格は、ヒポクラテスの時代から、医師の重要な資質とされてきました。「その人は医師としてよい人か？」ということに焦点を置き、熱意や思いやりを持って患者に接することがより重要とされました。

　しかし、徳倫理では、さまざまな状況下で、医師が何をすべきかを具体的に示していないし、また、有徳な医療者でも、間違った行動をとってしまうこともありうるため、徳倫理（よい性格）だけでは、よい倫理的判断を導けるわけではありません。

　「倫理原則」が「徳倫理」より大切と考える立場もあるし、また、逆の立場もあります。しかし、臨床現場において、倫理的に正しい判断をして、患者の尊厳を守るためには、「倫理原則」と「徳倫理」の両者とも欠くことのできない大切なものです。

2 「徳」の種類

　歴史的に、さまざまな"徳"が提唱されてきました。例えば、ヒポクラテスの誓いでは「清浄」「敬虔」、WMAでは「良心」「尊厳」、ナイチンゲール誓詞では「清らかさ」「誠実」をあげています。日本においては「思いやり」「献身」が大切な徳であると考えられてきました。

　認知症をはじめとして、立場の弱い人々に対しては、そのほかに、「気づかい」「謙虚さ」「優しさ」「愛」「敬い」「共生」「代弁」「慈しみ」「寛容」「受容」などが大切な徳としてあげられます。

IV パーソンセンタード・ケア

　認知症の人々に対して、倫理的によく配慮されたケアとして「パーソンセン

表 1-1 パーソンセンタード・ケアの構成要素

①認知症の人々の人格は，失われるのではなく，次第に隠されていくとみなすこと
②すべての場面で，認知症の人々の人格を認める
③ケアと環境を，個人に合わせる
④自己決定の支援をする（shared decision making）
⑤周囲（社会）との関係性（交流）を重視する

タード・ケア（person-centered care）」[*1]があります。

*1：1990年代初期，英国の心理学者 Tom Kitwood によって提唱された，その人らしさ（person）を中心とした認知症ケアの理念。

1 パーソンセンタード・ケアとは

　パーソンセンタード・ケアは，すべての場面で認知症の人々の人格（person）を認めることを中核概念としています（表1-1）。「まず，その人ありき」「一人の人格を持った人として接する」ことを念頭に置き，暴言や暴力などの行動障害の時にも，「認知症の人の状態は，周囲の人々やケアの状態を反映する鏡である」ことを忘れずに，医療者や介護者である自分自身の態度について問題がないかどうかを振り返って，まずよく考えることが大切です。

　パーソンセンタード・ケアは，**個別性に配慮したケア＋尊厳に配慮したケア**であると言われています。そして**尊厳に配慮したケア**とは，自律（autonomy）と自立（independence）への配慮を意味します。すなわち，パーソンセンタード・ケアが倫理的によく配慮されていると考えられているのは，認知症の人個人に焦点を当て，その人をコントロールするのではなく，「自立」と「自律」を支援するケアであるという理由からです。

1）認知症の人にやってはいけないこと：人としての価値をおとしめる行為（personal detraction；P.D.）

　パーソンセンタード・ケアにおいては，認知症の人が何らかの形で，人としての価値をおとしめられたり，人間として扱われなかったりしたエピソードを記録します。人としての価値をおとしめる行為には17項目があり（表1-2），それらは倫理的には尊厳に反する行為であると言えます。

2）認知症の人を肯定する行為：よい出来事（positive event；P.E.）—介護者に必要な資質

　パーソンセンタード・ケアにおいては，認知症の人のニーズが満たされた時，能力が引き出された時，行動障害が改善した時，よい雰囲気が生まれた時，介護者がよい態度を示した時など，12の肯定的反応や感情をモニターします。これらのよい出来事（positive event）は，肯定的相互行為とされていますが，同時に，介護者に必要とされる資質・能力であるともされています。

　認知症の人を肯定する行為には，12項目があり（表1-3），これらのよい出

表1-2　人としての価値をおとしめる行為

①ごまかし（treachery）	⑩もの扱い（objectification）
②権限を与えない（disempowerment）	⑪無視（ignoring）
③子ども扱い（infantilization）	⑫無理強い（imposition）
④脅かす（intimidation）	⑬ほっておく（withholding）
⑤レッテルを貼る（labelling）	⑭非難する（accusation）
⑥偏見を持つ（stigmatization）	⑮妨害する（disruption）
⑦急かす（outpacing）	⑯あざける（mockery）
⑧訴えを退ける（invalidation）	⑰誹謗する（disparagement）
⑨のけ者にする（banishment）	

表1-3　人を肯定する行為

①受容すること（recognition：名前を呼び，直接のアイコンタクトによって受け入れる）
②話し合うこと（negotiation：好みを表出させる）
③協力すること（collaboration）
④楽しむこと（娯楽：play）
⑤感覚に訴える行為をすること（timalation）
⑥祝うこと（celebration）
⑦息抜きをすること（relaxation）
⑧正当化（validation：他人の経験を"主観的真実"として受け入れる）
⑨身体的・心理的に包みこむこと（holding）
⑩容易にできるようにすること（facilitation）
⑪創造的行為をすること（creation）
⑫奉仕・献身すること（giving）

　来事（positive event）は，倫理的には，認知症の人を一人の人として尊重した尊厳に配慮した行為ということになります。

倫 理 的 助 言

　A君の言動は，残念ながら，認知症のおばあさんの尊厳に配慮していない行為のようです。パーソンセンタード・ケアの視点からは，**人としての価値をおとしめる行為**の，⑧訴えを退ける，⑨のけ者にする，⑪無視，に該当します。こういった**人としての価値をおとしめる行為**は，認知症の人々に対してだけでなく，高齢者や病人など，立場の弱い人々に対しても，厳に慎むべき行為です。
　こういったケースでは，まず，「もし，自分だったら，どのように対応してほしいか？」を

考えることが重要でしょう。このような「立場交換」というアプローチは，倫理的判断をする際に公正な視点を持つために役立ちます。

認知症の人は，先ほど，言ったことをすぐに忘れてしまうので，同じことを繰り返して言います。しかし，軽度認知症の人は「忘れっぽい」「できないことが増えている」ことを何となく気づいており，不安を感じています。だから，叱られたら悲しいし，怒られたら悔しいのです。さらに畳みかけて否定されたら，プライドが傷つくのです。おばあさんは，A 君のことを頼りにしているから，買い物の同行を頼んだのでしょう。自分を頼りにしている frail（フレイル）で vulnerable な高齢者や患者さんに対して冷たい，素っ気ない態度をとることは，いくら忙しいとはいえ，人の心を傷つけます。

パーソンセンタード・ケアの具体的実践としては，①認知症の人を包みこみ，肯定的な姿勢をとること，②その本人が幸福と感じるようなアプローチをすること，③かけがえのない一人として尊重すること，などがあります。本人の声に十分耳を傾け，お互いに理解し合うことができるようにコミュニケーションをとることが大切です。

column 1：認知症という病気

認知症とは，何らかの原因で脳の働きが低下し，そのために記憶力・理解する能力・判断する能力・行動する能力などにさまざまな障害が現れて，日常生活に支障をきたした状態を言います。認知症の原因疾患としてアルツハイマー病，脳血管障害，レビー小体病，前頭側頭型認知症などがあります。初期には記憶障害が中心となりますが，中期以降になると BPSD (behavioral and psychological symptoms of dementia) と言われる行動障害が現れ，暴言・多動・徘徊などが出現します。終末期には嚥下障害が起こり，人工的水分栄養補給（胃ろう）に関する倫理的問題が出てきます。

column 2：自律と自立の区別

この 2 つは日本語で同じ"ジリツ"という発音なので，よく混同されています。自律（autonomy）は「自己決定ができる」「自分のことを自分で決めることができる」ということを意味しています（詳細は倫理原則の章を参照）。また，自立（independence, self-help）とは「自分のことを自分でできる」あるいは「自分でできることは自分でする」ことを意味しています。例えば，介護保険制度は高齢者の自立を支援することを大きな理念の一つとしてあげています。自律と自立の両者が尊重されることによって，認知症の人をはじめとするfrail で vulnerable な人々を「一人の人」「一人の生活者」として尊重する医療ケアを提供することができるようになります。

第2章 倫理4原則について理解する

学習目標

- 倫理原則ができるきっかけとなったタスキギー事件の問題点を考える
- その他の患者の権利侵害事件（ナチスの人体実験・ウィローブルック事件など）について理解する
- ベルモントレポートおよび倫理原則について理解する
- 倫理4原則（自律尊重原則，善行原則，無危害原則，公正原則）それぞれについて理解する
- 臨床現場で倫理原則の対立する場面を考えてみる

▶Case 2　タスキギー事件

　米国の連邦衛生局は，1932年から40年間の長期にわたり，アラバマ州タスキギーの貧しい小作人の黒人男性600人に対して，梅毒注)研究に関する非人道的な人体実験を行いました。タスキギー梅毒研究の内容は，黒人男性の梅毒患者399人と，対照者として健常者201人を実験に参加させ，梅毒症状の自然経過を観察するものでした。しかし，1941年に梅毒の治療薬であるペニシリンが実用可能となってからも，黒人梅毒患者たちにその事実を知らせず，偽の薬を与え続け，治療を行っていると欺いて，半強制的に検査だけを受けさせました。そして，死亡すると研究目的で病理解剖を実施し，梅毒の病理変化を観察しました。黒人男性たちは，この梅毒研究に参加することと引き換えに，無料の食事と，検査，埋葬を受けただけでした。

　この事実を1972年にAP通信が「国の梅毒研究で，40年にわたって治療されなかった犠牲者」と報じ，人間の尊厳を無視した非倫理的人体実験であるとして，全米の非難を浴びた事件です。

注) 梅毒はトレポネマという病原体によってひき起こされる性感染症で，胎児感染することもある。抗生物質ペニシリンによって治療が可能。

Keywords　タスキギー事件，ベルモントレポート，倫理4原則，自律尊重原則，自己決定・意思決定能力，インフォームド・コンセントの権利，プライバシー権，善行原則，最善の利益，無危害原則，公正原則，希少な医療資源の公正配分，手続き的公正性，倫理原則の対立

Discussion

Q1 あなたは，タスキギー事件の概要を読んで，どのように感じましたか？ まず，直感あるいは直観で答えてください。

Q2 以下の問いについて，グループでじっくり話し合ってください。
①「被験者に研究の内容が知らされてなかった。また，自由意思ではなく，半強制的だった」ことについて，どう考えますか？
②「梅毒の治療薬であるペニシリンが発見されてからも，偽の薬が投与され続けた」ことについて，どう考えますか？
③「被験者が貧しい黒人男性だけであった」ことについて，どう考えますか？

Q3 あなたの身近な場面で「倫理原則の対立」しているケースをあげて，どの原則同士が対立しているかを話し合ってください。

I 患者の権利侵害の歴史的事件

タスキギー事件は，患者の権利侵害事件の一つです。これらの医療者がひき起こした歴史的事件の反省にたって，患者の人権や尊厳に配慮した，社会から信頼される医療者になる必要があります。

1 ニュルンベルク裁判

第二次世界大戦中，ナチス・ドイツの医師たちは，強制収容所内で捕虜を人体実験の被験者にしました。冷水中でどのくらい生きていることができるのかを観察するため水に沈めたり，生きている病原菌を注射したり，麻酔なしで手術をしたりしました。これらのナチスの医師たちは，ニュルンベルク裁判で裁かれました。この事件の反省にたって，その後，人を対象とする研究の倫理指針であるニュルンベルク綱領（1947）やヘルシンキ宣言（世界医師会第18回総会，1964）がつくられました。

2 ウィローブルック事件

米国ニューヨーク州のウィローブルック研究所において，重篤な精神遅滞のある知的障害児700～800人に対して，B型肝炎ウイルスを注射するという医学研究が行われました。この研究は有効な肝炎予防薬を開発するために，肝炎の発症過程を観察する目的であり，親の書面による同意を得ていました。この極秘裏に実施された研究は，1956～1971年までの長きにわたって続けられました。しかし，この研究は非治療目的であり，障害児にとって何ら利益がなく，

また親の同意の有効性についても問題がありました。

3 ユダヤ人慢性疾患病院事件

1960年代に，米国ニューヨーク・ブルックリン地区のユダヤ人慢性疾患病院で，免疫応答の低下とがんの進行との関連を研究するために，本人が同意できない認知症の高齢者に対して，がん細胞を投与しました。

これらの医学研究は，社会的に弱い立場にある人々を対象とし，本人の同意なく，リスクの高い介入を行っており，患者の権利侵害事件とされました。

II ベルモントレポート

タスキギー事件への反省にたって，米国では，「生物医学・行動研究における被験者保護のための国家委員会」が組織され，「人を対象とする研究における被験者保護のための倫理原則とガイドライン」（ベルモントレポート，1979）がつくられました。倫理4原則[*1]は，このベルモントレポートで示された原則です。したがって，日常臨床の倫理的問題やジレンマを解決するために，私たちが使っている倫理原則は，もともとは研究倫理の原則として示されたものです。

*1：最初3原則が示され，その後，ビーチャム・チルドレスによって，無危害原則が加えられ，4原則となった。

ベルモントレポートの内容は，
　A：診療と研究の境界
　B：基本的倫理原則
　　①人格の尊重（respect for persons）：これが後に自律尊重原則（autonomy）と言われる
　　②善行・恩恵（beneficence）
　　③正義・公正（justice）
　C：倫理原則の適用（application）
　　①インフォームド・コンセント
　　②リスク・ベネフィット評価
　　③被験者の選考
となっています。

III 倫理4原則

倫理4原則は，臨床現場における倫理的問題を考える時，私たちがよりよい判断をするための手引きとなります。①自律尊重原則（autonomy），②善行原則（beneficence），③無危害原則（non-maleficence），④公正原則（justice）からなります。

1 自律尊重原則（autonomy）

1) 自律尊重原則とは

「自律尊重原則」は「意思決定能力のある個人は，自己決定をすることができる」そして，「他人は，その自己決定を尊重しなければならない」ということを意味しています。

医療者は，患者本人の同意なしでは，手術などの侵襲的治療を行うことはできません。また，臨床研究においても，治験などの被験者に対して適切な説明を行い，本人の自発的同意を得なければなりません。前述のタスキギー事件においては，「被験者である黒人男性に，研究の内容が知らされていなかった。また，彼らの自由な意思で研究参加したのではなく，それは半強制的だった」ことが，彼らの「知る権利」「選択する権利」が保障されず，自律尊重原則に反していたと言えます。

患者が適切な自己決定をするためには，真実を告知すること，患者が理解できるように情報提供すること，患者が強制されずに自発的に同意すること，そして医療者は，患者が自分に不利な決定をしないように適切なアドバイスをし，繰り返し話し合うことが重要です。

2) 自己決定をするためには意思決定能力（competence, capacity）が必要である

自己決定をするためには，意思決定能力（自分が受ける医療やケアの内容について説明を受けたうえで，理解し，それを受けるのか受けないのか自分で判断する能力）が必要です。すなわち，意思決定能力があって初めて自己決定の権利が保障されることになります。

また，診療契約や介護保険契約などの契約を締結する能力である「事理弁識能力」（民法第7条）は，この医療に関する「意思決定能力」とは必ずしも一致しないことがありますので，それぞれ別個に評価することになります。

「医療に関する意思決定能力がある」と評価するためには，以下の4つの構成要素を満たす必要があります（Appelbaum）[2]。

①選択の表明（expression：選択する能力とそれを相手に表明する能力）
②情報の理解（understanding：疾患・予後・治療法の利点と危険性・代替治療などについて理解する能力）
③状況の認識（appreciation：その治療法を選択した場合，それが自分にどのような結果をもたらすのかを認識する能力）
④論理的思考（reasoning：決定内容が自分の価値観や治療目標と一致していること）

3) 自律尊重原則から導かれる権利

インフォームド・コンセントの権利，およびプライバシー権（守秘義務と個人情報保護法）も，この原則から導かれます。（第3章Ⅱ「インフォームド・コンセント」および第8章Ⅱ-2「インフォームド・コンセント」参照）

2 善行原則（beneficence）

1）善行原則とは

善行原則は，恩恵原則とも言われています。医療者は，患者の利益・幸せ（well-being）のために，「善を促進する」「害を防ぐ」「害を除去する」といった積極的な「善い行為」をすることが求められています。したがって，前述のタスキギー事件において，「梅毒の治療薬であるペニシリンが発見されたにもかかわらず，治療薬が与えられなかった」ことは，明らかに善行原則に反します。

2）何が「最善の利益」か

そして，その「善い行為」とは医療専門家の視点ではなく，患者の立場にたった「善」である必要があります。したがって「何が善か」「何が最善の利益か」について，患者と医療者の間で十分に話し合って合意を得ることが求められます。まず，本人の病識（病気についての認識）を確認し，今後の治療に対する要望，例えば「治療目標は何か」「どのようなQOLを望むのか」などを理解します。そして，誤解がないかどうかを確認し，また，不安な点について耳を傾け，本人の価値観を尊重した，本人にとって一番よいと思われる治療方法を提案します。もし，患者が自分にとって不利で不適切な選択をするようであれば，医療者は，説得に努め，話し合いを重ねる必要があります。このような合意のプロセスにおいては，とくにコミュニケーションが重要です。相手を思いやった共感を伴った対話によって，両者の対立を防ぎ，互いに歩み寄ることができるようになります。

3 無危害原則（non-maleficence）

無危害原則は侵害回避原則とも言われています。この原則は善行原則とコインの裏表の関係にあると言えます。前述の善行原則が積極的に善を促進することを促しているのに対して，「少なくとも害をなすな（do no harm）」「少なくとも害を避けよ（avoid harm）」ということを意味しています。有害な行為を禁止することは，社会におけるすべての人々に対する道徳の基本です。したがって，危害を避けることは，恩恵を与えることよりも，さらに厳格な倫理的義務と言えます。

具体的には，医療者が患者のためにならない治療をしたり，正当でない意図をもって診療にあたることを禁じています。また，予期される治療による合併症を防ぐことも重要な義務です。医療専門家は，可能であれば，患者に対して「効果のあるよい医療」を提供する必要がありますが，もし，それが十分に効果を上げることができない場合であっても，「少なくとも害になるような行為はなすな」ということを意味しています。したがって，医療者は，患者にとって少しでもよい結果となるように，患者が被る可能性のある害（身体的「危害」と精神的「危害」の両者を含む）を最小限にする努力をする必要があります。

4 公正原則（justice）

1）公正原則とは

　公正原則は，公平原則・平等原則あるいは正義原則とも言われています。公正原則は人々を公平・平等に扱うことを要求している原則です。これは「"等しい"ものは等しく扱う」ことを意味しています。人々は，価値あるものを平等に受け取る権利がありますので，医療においても，平等に治療を受ける権利があります。同様な状況にある患者に対しては，同様な首尾一貫した医療がなされる必要があります。しかし，この原則を実践するにあたっては，何を基準として"等しい"とするのかが，常に問題となります。

　前述のタスキギー事件において，すべての人々が平等に医療を受ける権利があるはずなのに，「貧しい，あるいは黒人という理由で，研究に参加させられ，有効な治療薬を投与されなかった」ことは公正原則に反していると言えます。

2）希少な医療資源の公正配分の問題

　医療資源が希少で限られている場合に，この公正原則はとくに問題となります。

　歴史的に有名な事件として，米国の「神の委員会」と呼ばれているものがあります。1962年当時，透析機器が希少な状況にあり，誰が透析を受けるのかを選別しなければなりませんでしたが，その選考の仕方が公正ではなかったという事件でした（第7章Ⅱ「神の委員会」参照）。

　最近では，脳死臓器移植における希少な臓器配分の優先順位，新型インフルエンザワクチンの接種順位などが，希少な医療資源の公正配分の問題として取り上げられました。また，日常臨床における人的医療資源の配分では，例えば人手不足の状況において，手のかかる重度の認知症患者に多くの時間を割いて，他の患者に十分に手が回らないということは公正原則にかなうのかといった問題もあります。

3）手続き的公正性

　しかし，実際上，すべての人を平等に扱うことは困難です。したがって，実質的な平等を徹底することが難しい場合には，せめて，その資源配分を決定する手続きだけでも公正にすることが正義にかなうことになる（実質的平等から→手続き的平等へ）という考え方もあります。実際は，個々の患者の医療上の必要性と，それによってもたらされる恩恵の大きさと程度，および他の人が被る不利益の大きさや程度を比較衡量して，医療資源や人的資源を割り振るということになります。

Ⅳ 倫理4原則の対立

1 倫理4原則の優先順位はケースごと異なる

　倫理原則は，医療の実践において倫理的問題に悩んだ時，今後の方針につい

てある一定の方向性を指し示してはくれますが絶対的なものでありませんし，決まった優先順位があるわけでもありません。また実際，臨床現場というものは，事例ごとに個性があり，常に不確実性がついてまわるものです。したがって，倫理原則を機械的に一律に，個々の事例に当てはめるのではなく，関係者間で十分なコミュニケーションをとり，それぞれのケースにふさわしい適切な判断のよりどころとして用いる必要があります。

2 倫理4原則同士が対立する

さらに，倫理原則同士が対立する，すなわち，ある倫理原則に従えば，他の倫理原則には妥協せざるを得ないという状況にしばしば直面します。つまり，日常臨床においては，両者の意見ともに「倫理的価値があり，善である」，あるいは「どちらが正しく，どちらが間違っているのか」「どちらが上位にあり，どちらが下位にあるのか」を一見しただけでは，そう簡単に決めることができない場合がしばしばあります。こういった微妙な倫理的価値の対立を倫理的ジレンマと言います。これらの倫理的ジレンマは，倫理原則の対立として表すことができます。

以下に，自律尊重原則と善行原則の対立の例をあげてみましょう。

1) 事例1：手術を拒否した脳腫瘍患者

Aさんは，脳腫瘍と診断されています。腫瘍の悪性度は高くなく，手術をすれば完治も望めます。しかし，Aさんは，合併症として万一，高次脳機能障害が出現する可能性を怖れて，手術を拒否しています。放置すると脳ヘルニアを起こし，生命にも支障をきたすので，何とか説得したいと医師は考えています。

Aさんの手術拒否の自己決定を尊重すれば（自律尊重原則），生命に危険が及ぶ可能性があります。病気の完治を重視すれば（善行原則），本人の自己決定をないがしろにすることになり，2つの倫理的"価値"が対立しています。

2) 事例2：骨折を繰り返す認知症患者の拘束

認知症のBさんは，多動で，あちこち動き回って，大腿骨頸部骨折，コールス骨折を繰り返しています。家族は動き回らないように，目が届かない時には，椅子にバンド固定をするよう施設に要望しています。

Bさんを家族の要望に従って拘束することは，本人を骨折の危険から守ることになり，善行原則にかなうかもしれませんが，本人の自由に行動する権利に抵触し，自律尊重原則と対立することになります。（第5章Ⅰ「行動コントロールの倫理」参照）

第 2 章　倫理 4 原則について理解する

倫理的助言

　自律尊重原則は，個人は自律的な主体として扱われるべきであることを示しています。具体的には，「本人が熟慮した判断を尊重すること」および「本人が考えたうえでの判断に基づいた行動の自由を認めること」であり，そのためには「考えて判断するための情報を提供すること」が重要です。さらには，「自律の弱くなっている個人は保護を受けるべきである」ということ，すなわち医療者をはじめとする周囲の人々が積極的に支援の手を差し伸べなければならないことも，その内に含んでいます。

　日常臨床においては，認知症をはじめ，高齢や病気のための心身機能低下により，意思決定能力が低下した人がたくさんいます。明らかに意思決定能力がない人もいますが，実際にはボーダーライン上の人も多く見受けられます。意思決定能力は固定的なものではなく，「特定の課題ごと」「経時的に」「選択の結果の重大性」に応じて変わり，その能力の有無を決める客観的合格ラインがあるわけではありません。また all or nothing matter でもありません。

　自律（自己決定）は「一人の人」の人格を尊重するうえで大変重要な権利ですので，最初から「この人は自分で決めることができないだろう」といった偏見や先入観を持たないで，本人が意思・考え方・感情・思いを表出できるように支援をすることが大切です。

　すなわち，自律の低下した人々に対しては，より広くより豊かな自律の概念「大切な人々との関係性の中で，自身の願望や意思を表現できること。周囲の人は本人の自己決定を支援する」というアドボカシーが必要です。具体的には意思決定能力があるボーダーライン上の人々に対して，意思決定の支援・共有された意思決定（shared decision making）をすることや，賛意・願望の表出（assent）に配慮する必要があります。

第3章 患者の自己決定を尊重することの意義について学ぶ

> **学習目標**
> - 適切な倫理判断をするために，ケースの「医学的事実」を明確にすることの重要性を学ぶ
> - 「事実（fact）」と「価値（value）」の関係について理解する
> - 自律尊重原則とインフォームド・コンセントの意義（informed consent is a process of discussion with and obtaining permission from the patient）について学ぶ
> - インフォームド・コンセントの歴史的背景（判例の積み重ね）について学ぶ
> - インフォームド・コンセントの構成要素を理解する
> - 意思決定プロセスにおけるコミュニケーションの重要性について学ぶ

▶Case 3 治療継続を拒んだ肺がん患者

Aさん（54歳男性）は，肺がんと診断されました。初診時には，すでに肺野全体に血行性転移があり，手術は不可能でした。リンパ節転移（＋），骨転移（＋）でした。医師は，Aさん・妻と話し合い，化学療法を実施することにしました。

最初は抗がん剤は効果があったのですが，その後，効かなくなったので，別の抗がん剤に変更しました。しかし，効果はあまりないようなので，担当医は最新の抗がん剤を使用しようと考えています。

医療ケアチームはこのように，一生懸命Aさんのために治療方法を考えているのに，Aさんはもう治療は受けたくないと言ってきたので，担当医は困っています。妻はできる限り治療をしてほしいと考えています。

Keywords 事実（fact），価値（value），インフォームド・コンセント（インフォームド・レフューザル，インフォームド・チョイス，インフォームド・デシジョンメイキング），インフォームド・コンセント訴訟

Discussion

Q1 あなたがAさんの担当医であるとしたら，Aさんの治療中止の意向を受け入れますか？　それとも，さらに最新の抗がん剤の治療を勧めますか？

Q2 Aさんサイドと担当医サイドに分かれて，相手を説得するようディベートしてください（ロールプレイ）。
- Aさんサイド（治療中止の意向を受け入れることに賛成の人）
- 担当医サイド（最新の抗がん剤の治療を勧めることに賛成の人）

Q3 あなたはAさんの担当医の友人医師だとします。あなたは，今後の方針について担当医にどのような倫理的アドバイスをしますか？

I 事実（fact）と価値（value）

　臨床現場においては，主治医と患者の意見が異なることはよくあります。また，医師から同じ医学的説明（事実）を聞いても，家族内で，例えば，患者本人と妻，娘などの意見が一致しないこともしばしばあります。しかし，倫理的判断においては，この中で誰かの意見だけが正しくて，他の意見は間違っているというわけではありません。では，主治医は誰の意見を尊重したらよいのでしょうか。例えば，一番生存期間が長い治療法を選択することが正しいのでしょうか。

　倫理においては，医学的事実（fact）と倫理的価値判断（value）の境界（あるいは区別）についての議論が重要です。よい価値判断をするためには，土台に正しい事実認識があることが前提となります。したがって，医療者は，適切で十分な医学的情報を患者にわかりやすい方法で提供する必要があります。また，よい医学上の決定をすることができる人（医療専門家）が，必ずしもよい倫理上の決定をすることができるわけではないことは，患者に対する権利侵害事件の歴史が物語ってきました。さらに，患者や家族，医療専門家はそれぞれ異なった価値観を持っているものであり，自分の考え方と異なるという理由だけで，他人の考え方を否定することは誤っています。各自の価値観には常に相違があるものであり，それらは互いに尊重されなければなりません。

1 「医学的事実認識」と「倫理的価値判断」の区別に敏感になる

　医学的事実とは，検査や画像診断の結果，診断名，および病気の経過，予後などを指します。倫理的価値判断とは，それらの事実を踏まえて，各個人の価値観や人生観に従って判断・決定することを意味します。したがって，「…である（医学的事実）」は，必ずしも「…であるべき（倫理的価値判断）」にはなりません。

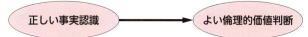

図 3-1　事実 (fact) と価値 (value)

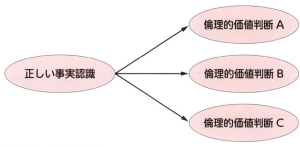

図 3-2　事実と価値

2 「正しい事実認識」がなければ，「よい倫理的価値判断」はできない（図 3-1）

もし，医学的事実が正しく認識されていなければ，今後の治療方針などについて適切な判断をすることができなくなってしまいます。したがって，「よい倫理的価値判断」をするためには，「正しい事実認識」が不可欠です。

3 「正しい事実認識」がなされている場合でも，「よい倫理的価値判断」は必ずしも一つではない（図 3-2）

同じ医学的事実を正しく認識している場合であっても，人によって，価値観・信条・人生観などの違いにより，選択する治療方針は異なってきます。これらのうち，ある一つだけが正しく，他のものは正しくないということは言えません。

II インフォームド・コンセント

1 インフォームド・コンセントの意義

患者は，自分の受ける医療に関して，十分な情報開示を受け，自身の価値観・治療目標に沿って自分で決定する権利を持っています。

よく，「患者の同意をとりつける」という言葉が用いられますが，それは，とりもなおさず「専門家である医師が勧める治療に，患者は同意するはずだ」という先入観が根底にある可能性があります。これは必ずしも，インフォームド・コンセントという概念の本質を表していません。正確にはインフォームド・チョイス（informed choice/decision making）であり，患者は，インフォームド・コンセント（informed consent：医療同意）することも，インフォームド・レフューザル（informed refusal：医療拒否）することもありえます。

実際の医療現場においては，患者自ら治療方針の決定に参加することにより，

患者の自己管理の意識と治療への意欲を向上させることに役立っています。

2 歴史的背景

患者の自律の尊重という倫理原則と，インフォームド・コンセントを法的に義務付ける多くの判例の蓄積によって，患者は「望まない治療を拒否できる」権利が保障されています。以下，1905年のモーア事件をはじめとして，インフォームド・コンセントの法理を確立していった判例のいくつかをみてみることによって，インフォームド・コンセントの本質に迫ってみましょう。

1) モーア事件（米国，1905年）

【事件概要】患者は右耳の手術の同意をしていたが，医師は難聴の左耳の手術も行った。

【判決概要】自由な市民の最も基本的で大切な権利，すなわち個人の生得の権利は広く認められている。傑出した高名な医師であっても，患者の同意なしに手術をして，身体の尊厳を冒すことは許されない。医師が特定の手術を勧め，患者がその手術に伴う危険性とリスクを考慮したうえで同意をすれば，患者は初めて，同意の範囲内に限って，その手術を医師に認める契約をしたことになる。

2) シュレンドルフ事件（米国，1914年）

【事件概要】患者は検査のための麻酔については同意したが，一切の手術をしないように要求していたにもかかわらず，医師は胃の腫瘍を摘出した。

【判決概要】成人に達し，健全な精神を持つすべての人間は，自分の身体に何がなされるかを決定する権利がある。したがって，患者の同意なしに手術をする医師は暴行（assault）を犯すことになり，その損害への責任を負う。

3) サルゴ事件（米国，1957年）

【事件概要】患者は腹部の大動脈造影検査により下半身麻痺となったが，医師は検査の実施と麻痺のリスクを告げていなかった。

【判決概要】医師らは，提案した治療への患者の理知的な同意のためにあらゆる事実を開示する義務がある。

4) ネイタンソン事件（米国，1960年）

【事件概要】患者は乳房切除後に放射線治療を受け重度の火傷を負ったが，医師はその内容やリスクを説明していなかった。

【判決概要】病気の性質，治療の内容，成功の可能性または代替治療，そして身体に生じるかもしれない不幸な結果と，予期しない事態の発生について，なるべくわかりやすい言葉で患者に開示し説明するのは医師の義務である。

5) カンタベリー事件（米国，1972年）

【事件概要】患者は腰椎弓切除術を受け麻痺を起こしたが，医師は同手術には1％の麻痺のリスクがあることを知らせていなかった。

【判決概要】患者の身体に生ずることをめぐる真の同意とは，情報に基づく選択

行為であり，それには，代替手段とリスクの知識に基づく評価の機会が必要である。患者には医学技術の知識が十分ではないため，理知的な決定のための知識を求める相手は，普通主治医であり，医師による適切な情報開示の必要性と同時に義務が生じる。適正な医療を実施するには，患者のwell-beingに関するすべてのリスクを警告することが必要である。

6）コンロイ事件（米国，1985年）

無能力者のコンロイ氏の経管栄養チューブの抜去をめぐる裁判の中で，判決は「能力者は自己の身体をコントロールする権利を有し，インフォームド・コンセントの法理はこの権利を守るために発展した重要な手段である」と述べた。そして，「治療拒否権は患者がもはやそれを行使できなくなっても失われない」とした。

7）エホバの証人輸血拒否事件（日本，2000年）

【事件概要】患者はエホバの証人の信者で，宗教上の信念から，輸血を伴わない肝臓腫瘍の手術を望んでいたが，病院は「ほかに救命手段がない事態には輸血する方針」を説明せず手術をし，1,200 mLの輸血をした。

【判決概要】最高裁の判決では，「方針を説明して，患者の意思決定に委ねるべきであった。患者の意思決定の権利を奪ったものと言わざるを得ず，患者の人格権を侵害した。精神的苦痛を慰謝すべき責任を負う」とした。

3 インフォームド・コンセントの構成要素

インフォームド・コンセントは，①情報の公開，②理解，③自発性，④意思決定能力，⑤同意，の5つの要素から成り立っています。それは，「医療者と患者が意思決定過程を共有すること」でもあり，医療者は，十分な情報提供をし，繰り返し話し合い，患者の意見を聞き，また，患者に選択肢について教育したり，さらなる熟考を促したり，説得したりします。そして，患者は，自分の価値観や目標に応じて，自身の身体・健康に関する自己決定をすることになります。また，自発性については，強要・嘘・不当な影響下にないことが必要です。

開示すべき情報には，①病名・病態，②検査や治療の内容・目的・方法・必要性・有効性，③その治療に伴う危険性と発生頻度，④代替治療とその利益・危険性・発生頻度，⑤医師が勧める治療を断った場合，それによって生じる好ましくない結果，などがあります。また，より大きな侵襲を伴う治療法の場合には，たとえ頻度がまれであっても，深刻な危険については適切な情報を開示し，患者と十分に話し合っておく必要があります。

4 インフォームド・コンセント訴訟

一般的には，医療行為に何らかの過失があった場合に医療訴訟が起こされます。しかし，インフォームド・コンセントは，患者にとって大変重要な権利のため，医療行為そのものに過失がなくても，情報の適切な開示がなされていな

ければ，医師はその責を負うことになります。これがインフォームド・コンセント訴訟と言われているものです。

それは患者の権利である自己決定の機会（例えば，もし，その情報が開示されていたのなら，治療に同意しなかった）を奪われたことになるからです。要求される情報開示の基準は，以前は「医師の裁量」基準でしたが，次第に「患者の主観」基準（その患者がどのような情報を望むのか）へと移ってきています。

III 意思決定プロセスにおけるコミュニケーションの重要性

1 コミュニケーションが足りないと，意見の不一致だけでなく，感情的対立も生じる

Case 3 では，担当医の「病気を治すために，新しい抗がん剤を使ってみましょう」という言葉に対して，Aさんは「私は，これ以上，抗がん剤治療は受けたくない」と頑なな態度をとっており，妻の説得にも耳を傾けませんでした。妻との会話も十分ではありませんでした。すでに鎮痛剤やオキシコドン（麻薬）を使っているAさんは，医師の「病気を治すために頑張りましょう」という言葉に疑問を持っていましたが，そのことについては言い出すことができずに，次第に口数が少なくなっていったのでした。それに対して，医師は「こんなに一生懸命に，治療をしてあげようとしているのに…Aさんは，私の熱意がわからず困ったものだ」とネガティブな感情を抱いていました。関係者全員のコミュニケーション不足により，治療方針の対立だけでなく，感情的対立も生じてしまっていました。

2 コミュニケーションによって，対立から共感へ

Aさんのケースにおける意見の不一致を受けて，医療ケアチームの倫理カンファレンスで話し合いをした結果，「もう一度，Aさんの気持ちや考えをよく聴いてみよう」ということになりました。

Aさんは，「新しい抗がん剤治療で，いったいどのくらい寿命が延びるのだろうか」と不安を抱き，「これ以上，抗がん剤の副作用で，苦しむのは耐えられない」「こんなに骨転移の痛みが強いので，生きていくのがつらい」と考えていました。そして以下のように語りました。

「私は，自分の残りの人生を有意義に生きたいと思っています。家族のこと，仕事のことなど考えなければなりません。そりゃあ，誰だって長く生きたいと思っていますよ。でも，痛くてたまらない状態では，生きることに耐えられないのです。今までの抗がん剤治療の副作用はかなり強いものでした。もし，治る可能性がないのであれば，私は治療を拒否します。だから，先生に，"頑張ろう。頑張ろう"ではなくて，私の経過について，ちゃんと教えてほしいのです。

残された人生を，副作用で苦しむのではなく，できる限り有意義に過ごしたいのです。」

Aさんの言葉を受けて，担当医は，医学的情報について，わかりやすく，Aさんの心情に配慮しながら伝えました。そして，Aさんの残された人生において，Aさんの望む生き方やQOLについて，お互いに理解をし合うよう努めました。その結果，両者の「思い」が一致し，対立から共感に変わっていったのです。

治癒の可能性がある病気の場合には，医学的知識を持つ専門家として，患者を説得することも必要です。しかし，治癒の可能性が少ない場合には，患者の治療目標やどのようなQOLを望んでいるのかについて十分なコミュニケーションをとり，本人の望む生き方について理解し共感を示すことも医療者の役割です。

倫理的助言

インフォームド・コンセント（I.C.）は日常臨床において頻用されている言葉です。現場では「I.C. とった？」「I.C. 済んだ？」などという言葉が，毎日飛び交っています。このように，インフォームド・コンセントは医療者なら，誰でもわかった気になる言葉ですが，前述の歴史的背景をみても，多くの患者の犠牲のうえに成り立った，100年以上にわたって培われてきた法理であることがわかります。手術などの前に，ただ単に書類にサインをもらえばよいというものではありません。インフォームド・コンセントとは，患者と話し合いをし，患者から同意を得るプロセスそのものなのです。つまり，インフォームド・コンセントにおいて，最も重要なのは，対話のプロセスなのです。医療者が情報を提供し，その後，話し合いのプロセスを繰り返し，相互に理解し合い，同意するプロセスです。

では，インフォームド・コンセントは，誰と誰の間で行われるのでしょうか。医療というコンテクストにおいては，患者本人と医療者です。研究というコンテクストにおいては，被験者本人と研究者です。つまり，インフォームド・コンセントは，患者本人の自律（autonomy）から導き出されているものです。ところが，最近，「家族によるインフォームド・コンセント」という言葉を見かけます。家族による代理判断（代諾）をこのように呼んでいるのでしょうが，この呼び方は，患者の自律（autonomy）という概念に混乱をきたす可能性があります。本来であれば，「家族によるインフォームド・コンセント」→「家族の代諾（proxy consent）」と呼ぶべきものです。もちろん，代諾（proxy consent）においても，家族らに対して十分な情報提供（informed）がなされるべきは当然です。その結果，家族らは，「自由で（free）」「十分な情報提供された（informed）」同意（consent）ができるのです。

「患者本人によるインフォームド・コンセント（informed consent）」と「家族の代諾（proxy consent）」は，倫理的にも法的にも別物です。つまり「患者による自己決定＝本人が決めること」と「家族による自己決定＝家族が決めること」は倫理的にも法的にも異なりますので，注意が必要です。（第8章Ⅲ-3「4）川崎協同病院判決」参照）

第4章

告 知

> **学習目標**
> - 「告知」は，自律尊重原則，インフォームド・コンセントに関わることを理解する
> - 「告知」を病名告知に留まらず，真実告知（truth telling）という概念で捉える
> - 告知は，患者の人生について共感を持って，共に考える出発点であり，告知することには責任が伴うことを理解する
> - 告知は，本人に意思決定能力がある時に行うため，適切な意思決定能力の評価が必要である
> - 告知することの「メリット」「デメリット」を理解する
> - 告知における留意点（心理的配慮・タイミング・告知の内容）を理解する
> - 告知後の支援体制〔心理的ケア・カウンセリング，医療や日常生活に関するアドバンス・ケア・プランニング（ACP）〕について理解する
> - ケースのコンテクストを理解し，家族や関係者のナラティブの重要性に気づく

▶Case 4 認知症患者への告知 ―あるソーシャルワーカーの悩み―

Aさん（58歳男性）は，最近もの忘れが目立つため，自分の意思で奥さんと一緒に精神科の「もの忘れ外来」を受診しました。MRIをはじめいくつかの検査の結果「アルツハイマー型認知症」と診断されましたが，主治医はAさん本人には告知せず，奥さんだけに病名を伝えました。

Aさんは，主治医と妻が何か自分に隠しているのではないかと不審に思い，相談室にやってきました。しかし，奥さんは「本人に伝えないでほしい」「先生にも早期には自殺者が多いと言われた」と言い，告知に反対しています。その後，次第に仕事にも差し障りが出てきたAさんは，通院のたびに，相談室にやってきて病名を知りたがります。私はどのような対応をしたらよいのでしょうか。

Keywords 病名告知，真実告知，自律尊重原則，インフォームド・コンセント，パターナリズム

Discussion

Q1 がん患者本人が，「家族に，自分の病名や病状を知らせないでほしい」と言っている場合，もしあなたが主治医ならどうしますか？

> **Q2** 家族が,「がん患者本人には,本当の病名や病状を知らせないでほしい」と言っている場合,もしあなたが主治医ならどうしますか?

> **Q3** あなたは,Case 4 の A さんの告知について,どのように考えますか? 認知症を告知することのメリット,デメリットを考えながら,理由も述べてください。

I 告知に関わる倫理的論点

1 告知に関する具体的問題

　最近では,がん患者に対して,大抵の場合,告知がなされるようになってきました。本章では,がんだけでなく,認知症の告知についても考えてみたいと思います。

　告知に関しては,患者の立場,家族の立場,医療者の立場からさまざまな問題があります。患者からは「本当のことを話してほしい」,反対に「自分は知りたくない」と言ってきたり,あるいは「家族に本当のことを言わないでほしい」などと言われることもあります。

　また,家族からは「患者本人には,本当のことを知らせないでほしい」と言われたり,あるいは「患者の病状について本人だけに知らせて,家族に知らせなかった」と医師が訴えられたケース,「患者に告知したことによって,本人が不安定になり自殺した」と裁判になったケースもあります。

　医療者サイドでは,「告知が患者に対して過大な精神的打撃となり,その後の治療の妨げになる」「患者が悲観して自殺したら困る」など告知を躊躇する場面もあります。

2 パターナリズムから患者の自律尊重へ

　最近では,がんに関しては多くの場合告知がなされていますが,一昔前までは,パターナリズム的[*1]考え方から,患者の精神的負担を考えてがんの告知は行われず,偽の病名が告げられていました。このパターナリズムは,医師の考え方や価値観が強調され,専門家である医師が考える治療は最善であるとするものでした。したがって,医師が選別した情報だけを,患者に与える温情的干渉をよしとしたのです。ヒポクラテスの誓いの中にも「私は能力と判断の限り,患者に利益すると思う養生法をとり…」とあるように,患者の自律尊重よりも医師の善行原則が重要視されていました。

　しかし,現代の医療実践においては,このパターナリズム的考え方から,患者の自律尊重に重心が移ってきています。告知は,患者の自律(autonomy:自己決定権)を尊重するために,倫理的視点からも大変重要です。現在の自分の病気のことについて知ることができれば,これからの生活や医療やケアにつ

*1:強い立場にある者が,弱い立場にある者の利益になるようにと,本人の行動に介入・干渉すること。第13章III-3参照

いて，自身の価値観に沿った，自分らしい選択をすることができます。医療者は患者に病名・病状を十分に説明し，患者自身がそれらを理解したうえで，医療者と協力しながら病気の克服を目指すことになります。実際，正しい病名が告知されていなければ，今後の治療についてのインフォームド・コンセントにも支障が出てくるでしょう。このように，病名告知は，将来の具体的な治療に関するインフォームド・コンセントの前提となるものです。

3 病名告知から真実告知（truth telling）へ

告知は病名だけでなく，できるだけ本人や家族が今後の方針について考えやすいように，病態や予想される経過や医療処置などについても詳しく伝えておくことが望ましいと言えます。すなわち，「真実告知」というには，ただ単に病名だけを知らせるという意味ではなく，その病気を持った人の人生について「共感を持って，共に考える出発点」という意味も込めています。

II このケースの事実（fact）を明らかにする─4分割表をつくってみましょう─

まず，Case 4 を整理するために「4分割表」をつくってみましょう。さまざまな職種の医療関係者が，同じ土俵で話し合うためには，ケースの事実について，正しく理解することが大変重要です。正しい「事実認識」がなければ，正しい「倫理的判断」を導くことはできません。4分割表は，ケースを**医学的事項・患者の意向・QOL・周囲の状況**に分けて整理・理解をしていきます。**医学的事項**は病名・病状・治療内容・予後などの医学的情報，**患者の意向**は本人の願望や治療目標など，**QOL**は生活の質や人生の質に関すること，**周囲の状況**はその他の患者を取り巻く状況についてです。4分割表は，そのケースを適切に理解するためのツールですので，ケースの特徴によっては，例えば**家族に関すること・生活に関すること**などの欄を用いるとわかりやすい場合もあります。本書の読者には臨床倫理の初学者の方も多いと思われますので，「質的」評価をする難しい「QOL」（p3 参照）の項目を「家族に関わること」という項目に代えて，4分割表を作成してみることにしましょう（図 4-1）。

III 告知と意思決定能力

患者本人が，告知された内容を理解することができる能力がある場合には，原則として，本人に対して告知することになります。また，家族の治療やケアへの協力・配慮は，患者本人にとって大変重要なものですので，本人が同席を拒否する場合を除いては，家族の同席が望ましいと言えます。

もし，認知症が進行して意思決定能力がなくなってしまった場合には，本人は情報を理解・認識・保持できず，かえって混乱をきたすだけで，告知は意味

第4章 告知

医学的事項	患者の意向	医学的事項	本人の意向など
QOL	周囲の状況	家族に関わること	その他 （関係者・周囲の状況）

医学的事項	本人の意向など
・Aさん，58歳男性 ・もの忘れが多い ・もの忘れ外来を受診 ・種々の検査実施 ・アルツハイマー型認知症と診断 ・妻のみに病名告知 ・最近は仕事にも支障がある	・自分でも「もの忘れ」を自覚している ・自分の意思で，病院を受診 ・妻と主治医が何か隠していると疑っている ・相談室をしばしば訪れる ・最近は仕事にも支障があり心配だ ・「病名を知りたい」
家族に関わること	**その他（関係者・周囲の状況）**
・妻；夫には病名を知らせたくない ・告知に反対 ・病気を苦にして自殺したら困る	・医師；認知症の早期には自殺者が多い ・本人には知らせないでおこう ・妻のみに告知

図 4-1　4 分割表―告知

をなさなくなります。そのような場合には家族（代理判断者）に情報を伝えます。ただし，認知症＝意思決定能力がないというわけではありませんので，本人に意思決定能力があるかどうか微妙な場合には，先入観を排して，できるだけ自己決定権を尊重することができるように，意思決定能力の評価をする必要があります。

IV 告知をすることのメリット・デメリット

真実告知は，患者の自律（autonomy：自己決定権）を尊重するために，倫理的視点から大変重要なことです。現在の自分の病気のことについて知ること

ができれば，これからの生活や医療やケアについて，自身の価値観に沿った，自分らしい選択をすることができます（アドバンス・ケア・プランニング）。したがって，原則として告知をすることになりますが，実際の医療現場にはさまざまな事情がありますので，告知のメリットとデメリットを天秤にかけて，どちらが本人にとって善いことなのかを，ケースごと考えることになります。また，告知のタイミングやその内容，そして心理的・感情的に配慮することで，デメリットを減らしたり改善できる可能性があります。

1 告知のメリット

1) 感情的安定を得る

実際，多くの患者は，自身の病名を知りたいと望んでいますし，告知前は「自分はなぜ，以前にできたことができなくなってしまったのか。自分はどんな病気なのか。将来どうなってしまうのか」と強い不安や恐怖でいっぱいの人も，告知後は現実を受け入れることによって，感情が安定し，今後のビジョンについて冷静に考えることができるようになります。

2) 早期治療によって，症状の改善や進行を遅らせることができる

治療法があるということで本人や家族の不安・混乱を軽減できます。認知症では早期治療により，日常生活の維持や身の回りのことができる期間を延長できますし，症状の進行を遅らせることによって介護者の負担軽減にもつながります。

3) 治療・ケアの方針を自分で決めることができる

意思決定能力がある時点で告知を受ければ，自分自身の受ける治療やケアについて，自分の価値観や願望を取り入れた自己決定をすることができます。もちろん，自分だけでは決めることができない場合には，家族や医療・介護専門家に相談したり，話し合いの場を持ちアドバイスを受けることが推奨されます。

4) 事前指示1：リビングウィルを書くことができる

告知によって，終末期の治療方針・ケア方針について，自分自身の願望を伝えることができるようになります。終末期医療について事前指示を書くことで，自分らしい生き方・自身の価値観に沿った生き方を，最期まですることができます。

とくにアルツハイマー型認知症では，終末期に嚥下困難をきたし，経皮内視鏡的胃ろう造設術（percutaneous endoscopic gastrostomy；PEG）などによる人工的水分栄養補給（経管栄養）が実施されているという現実があります。本人に意思決定能力がある時点で告知がなされれば，医療専門家から人工的水分栄養補給のリスクとベネフィットについての情報を得ることができますし，家族を含め，いろいろな人に相談したり，アドバイスを求めることができます。そして，「将来自分がPEGなどの人工的水分栄養補給を受けるのかどうか」について，自分の価値観で，自分自身で前もって決めることができます。

5) 事前指示2：医療に関する代理判断者を指名できる

告知を受けることによって，「将来，自分自身で，自分の医療・ケアについて判断することができなくなった時に備えて，代わりに判断・決定をしてくれる人（代理判断者）」を前もって指名しておくことができます。自分自身を最もよく理解してくれて，信頼できる人に，終末期の治療方針を委ねることができます。この医療に関する代理判断者の指名も，最期まで自分らしい生き方を実践する一つの手段となります。

6) 任意後見人を指名できる

告知を受けることによって，医療・ケアに関することだけでなく，「生活・介護保険契約や診療契約・財産管理」等に関することにも，前もって備えておくことができます。認知症がその時点で軽度で事理弁識能力がある人が，将来の判断能力の減退に備えて，事前に，自分の意思（任意）で，任意後見人およびその代理行為の内容を決めて契約をすることを任意後見契約[*2]と言います。

*2：「任意後見契約に関する法律」は，2000年4月に「介護保険法」と同時に施行された。

7) 新薬治験の被験者になることができる

研究参加には患者本人の意思があることが望ましいので，告知を受けなければ，アルツハイマー型認知症の新薬の治験などに参加する機会を逸してしまう可能性がありますし，その他の研究に被験者として参加するかどうかの意思を表明することもできません。現時点ではアルツハイマー型認知症の根本治療薬はありませんので，新薬に期待をかけて治験参加を希望する患者も多くいる可能性があります。

2 告知のデメリット

1) 感情的に不安定になる

告知することによって，かえって感情が不安定となり，将来に対する不安・失望や恐怖感が増してしまう場合もあります。

2) 自殺企図

時には自殺企図のようなネガティブな出来事も起こってしまいます。しかし，これらの負の感情は，告知の方法やタイミングなどを工夫することで改善することができる余地があります。

V 告知の際に留意すること

告知が適切に実施されるためには，①心理的配慮，②タイミング，③告知の内容，について考えることが重要です。本人や家族の生活背景・文化的背景や価値観，それに知識（理解度）に応じて配慮がなされる必要があります。

1 心理的配慮
1）思いやりの気持ち，共感を持って"真実を告げる"
　がん患者の場合には，残された人生が限りあるという感情的苦悩があります。また，認知症のAさんにとって，もの忘れを自覚することはつらい経験であり，とくに告知前には，自分の病名がわからないことから強い不安を感じ，落ち込んだり，時には抑うつ的になってしまいがちです。患者のこのような気持ちに配慮し，さらなる失望や不安を与えないように，本人の気持ちになって共感を持って告知をします。また，本人だけでなく，家族に対しても心理的配慮をする必要があります。

2）"希望を失わないように"継続して支えていく姿勢
　「告知すること」は，患者と医療ケア専門家との，今後の信頼関係構築の一つの出発点でもあります。「告知」は一つの行為としてそれ自体完結するものではなく，これから信頼関係を深め，継続していく出発点にすぎません。
　アルツハイマー型認知症は進行性のつらい病気ではありますが，Aさんが常に希望を失わないように支えていく姿勢が求められます。認知症であっても，残存能力はまだ十分あること，支援体制や支援するケアの仕組みがあることなどを伝え，孤独感や絶望感に陥らないよう寄り添う姿勢が大切です。

2 タイミング
　認知症の場合には，早期ほど意思決定能力があり，自身の病状や予後などについてよく理解することができるため，可能であれば，診断後できるだけ早く告知をします。また，告知が早ければ早いほど，今後の人生設計を患者自身の意向通りにすることができます。家族にとっては，適切な介護方法や対処方法を習得できる時間的余裕もできることになります。したがって，患者や家族の精神的状態を把握して，早い告知のタイミングをつかむことが大切です。
　患者や家族の精神的状態が告知に耐えられないと判断される場合には，告知を控え，よいタイミングを待ちます。また，場合によっては，一度にすべてを告知するのではなく，段階を踏んで，気持ちに配慮しながら告知を進めていくことも時には必要でしょう。
　そして，告知は，本人や家族からの質問に答えたり，あるいは，医療ケア専門家からの推奨する方針についてのコミュニケーションを深めるために十分な時間をとる必要があります。

3 告知の内容
1）アルツハイマー型認知症における告知の内容
　Case 4のAさんに対しての告知内容は，
①病名・病態：記憶力や認知機能の低下は，正常の老化によるものではなく，脳の変性によるものであること

②予後:将来の予後については個人差があるが,一般的には予測可能であり,進行性・非可逆性であること

③治療方法・目的・必要性・有効性・危険性:現時点では,病気そのものは完治できないが,種々の症状は治療により軽減できる可能性があること。もし治験薬を含めその他の代替治療があれば,それについても説明する

④今後のサポート体制:介護保険サービス,アルツハイマー病協会・認知症の人と家族の会のようなサポートグループや社会資源が利用でき,それらは有用であること

⑤医療ケアチームは,本人および家族を支援するために,いつでも協力を惜しまないこと

などがあります。

現在では精神機能検査などの臨床診断や,MRI・脳血流SPECT・糖代謝PETなどの画像診断,あるいは脳脊髄液マーカーによって,かなり精度の高い診断ができますが,確定診断がついていない場合には,その旨を正直に伝えることも必要となります。

また,早期発症のアルツハイマー型認知症においては,遺伝子が関与している可能性もあるため,他の遺伝子疾患の告知と同様な倫理的配慮も必要となる場合もあります。

Ⅵ 患者本人・家族や関係者のナラティブの重要性に気づく

Case 4 の A さんのケースにおいては,3回に分けて面談をしました。告知のケースを解決に向かってよい方向に導くためには,関係者のナラティブが大変重要です。会話の一部を抜粋してみます。

1 患者本人の気持ちや考え方を明確にする

【参加者】A さん本人,ソーシャルワーカー,臨床倫理認定士(倫理アドバイザー)

【A さんの語り】先生や妻が私に病名を隠しているのは,もしかしたらアルツハイマー型認知症だからではないかと疑っています。最初は,そう疑っても,自分自身,怖くて聞けませんでした。先生も妻も黙っていますし。でも,いろいろ調べたり,将来のことを考えたりしているうちに,時間とともに冷静になっていったのでしょうか。やはりきちんと病名や今後の経過を聞いて,自分がしっかりと何でもわかるうちに,やるべきことをやっておきたいなと思うようになりました。会社の仕事の引き継ぎとか,家のローンのこととか,自分が何もできなくなった時の妻の生活のこととか,また妻には介護のこととかで負担をかけることにもなると思うので,それで相談室を訪れたのです。

2 家族（妻）・主治医の気持ちや考えを明確にする

【参加者】妻，主治医，看護師，ソーシャルワーカー，臨床倫理認定士（倫理アドバイザー）

【妻の語り】夫が相談室を訪ねていることを知りませんでした…夫が将来に対して，不安や恐怖を感じて，感情的に混乱したり，気が滅入ってうつ状態になることが心配です。告知によって，認知症が悪化するのではないかと心配しています。自殺でもされたら困りますし。もし，そういった心配がなければ，夫に伝えてもよいと思います。私は，先生に"夫に伝えないでください"とお願いしましたが，実は，もし私が患者だったら，やっぱり将来のことをちゃんと自分で決めておきたいから，言ってほしいと思います。本当は，夫に嘘をついているのがやりきれなかったのですが，それが夫のためだと思い，そうしてきました。

3 関係者すべてにとっての解決策を模索する

【参加者】Aさん本人，妻，主治医，看護師，ソーシャルワーカー，臨床倫理認定士（倫理アドバイザー）

【Aさんの語り】最初は，そりゃもう，悩みましたよ。でも，もう悩んだってしょうがないという境地になりました。嘘をつかれて，知らない間に病気が進んで，気がついたら何にもやってないし，実際何にもできない，なんてことになるほうが酷なような気がします。確かにアルツハイマー型認知症は怖い病気ですが，かなりの間はまだ自分のことが自分でできたり，決めることができると聞いていますので，大丈夫なうちに将来設計を自分でしておこうかと…。

以上の関係者のナラティブから，「具体的事例をもとに」，「具体的な対話を通じて解決していくプロセス」の重要性を感じとっていただけたのではないかと思います。これらの対話のプロセスの中で，関係者だけではスムーズに進まない会話を，臨床倫理認定士がファシリテーターの役割を果たすことによって，感情的な対立をひき起こすことなく，よい解決に結びつけることができます。

倫理的助言

　告知することの倫理的意義は，本人の自律尊重の視点から大変重要であり，以後の具体的な治療についてのインフォームド・コンセントの大前提となります。そして，告知される内容は，病名だけではありません。また，医療についてだけでなく，日常生活を支えるために必要な情報も提供する必要があります。

　「告知すること」は，認知症の人の人生について，共感を持って，共に考える出発点であり，

第4章 告知

患者と医療ケアチームとの信頼関係構築の出発点でもあります。したがって，告知後には，継続して本人や家族を支えていくための支援や，サービスにアクセスできるようにする責任が伴います。また，告知後の感情的混乱を鎮めるために，本人や家族に対するカウンセリングや，不安・抑うつ状態に対する心理的ケアなどの精神的支援も必要です。さらに，告知後に，患者自身で，比較的精神機能が保たれている残りの人生を有意義に楽しく過ごすためのケアプランを作成することは大変有用であり，医療専門家は，治療やケアについてのアドバンス・ケア・プランニング（advance care planning：ACP）だけでなく，生活についても提案をし，支援する必要があります。

前述の告知に関する具体的問題としてあげたものの法的判断の一例を資料に提示します。患者が「家族に言わないでという場合」や，「医師が，本人のみに伝えて，家族に言わなかった場合」に，判決は家族に伝える法的義務はないとしましたが，やはり紛争（訴訟）を回避するためには，タイミングを見計らって，何らかの方法で家族に接触して伝えることが望ましいでしょう。日本における患者と家族の関係（家族制度の伝統）を鑑みる時，相互に寄り添っている関係であり，「関係性の中での自己決定」をしていることが多いと言えます。したがって，患者と家族を一つのまとまった単位と考えて，家族に対してもできる限り詳細に説明することが望ましいでしょう。

また，家族が「患者本人に言わないで」という場合には，医療者は家族に対して，患者への説明の必要性について理解を得るよう努めることも必要です。

【資　料】
〔箕岡真子，稲葉一人：わかりやすい倫理—日常ケアに潜む倫理的ジレンマを解決するために．ワールドプランニング，2011，p57-58 より引用〕

家族に「本人が知る権利」を左右する権能はありません．したがって，「本人に言わないで」という家族の意向をそのまま尊重しても，本人から知らせてもらえなかったという主張を受ければ，医療者は，その行動を正当化できません．しかし，家族は，患者の心情を最も知りうる立場のことが多いです．よって，医療者には，そのような家族の要望に沿って，ある範囲内で患者に告知をしないということが，医療上の配慮として行えます．告知の問題は「がんの告知」の適否として判例上，争われました．法的には，「告知しなかったこと」が自己決定権を侵害したとする訴訟（①）と，「告知したこと」が精神的に不安定になったとして訴訟となる場合（②）があります．以下を参照してください．

①「告知しなかったこと」が自己決定権を侵害したとする訴訟（最高裁判決，1995年4月25日）

自己決定＝説明義務という枠組みを考えれば，ストレートに「説明すべき」と言えそうですが，判例にも変遷があります．1983年，告知しなかった（胆のうがんを胆石と説明）事案で，「患者に対して真実と異なる病名を告げた医師としては，同人が治療に協力するための配慮として，その家族に対して真実の病名を告げるべきかどうかも検討する必要があるが，医師にとっては，患者は初診の患者でその家族関係や治療に対する家族の協力の見込みも不明であり，同医師としては，同人に対して手術に必要な重度の胆石症と説明して入院の同意を得ていたのであるから，入院後に同人の家族のなかから適当な者を選んで検査結果等

を説明しようとしたことが不合理であるということはできない。そして，前記認定事実によれば，患者がその後に医師に相談せずに入院を中止したため，医師が同人の家族への説明の機会を失ったというのであるから，結果として家族に対する説明がなかったとしても，これを医師の責めに帰せしめることは相当でない」としました。しかし，その後の判例では，より積極的に説明を求める判例が出ています。

②「告知したこと」が精神的に不安定になった（結果的には自殺した）という場合（さいたま地裁川越支部判決，2003年10月30日）

本件の判決において，医師の注意義務違反はないとしましたが，次のような指摘をしています。

「患者やその家族から，患者の病状等について，説明を受けたいとの積極的な要望があった場合には，担当医師において特に説明すべき点はないと判断していたとしても，患者の自己の病気に対する治療に関する自己決定権に鑑み，治療に悪影響を与えないよう配慮したうえで，可能な限り，その要望に応じ，患者やその家族からの質問に答え患者らの疑問や不安を解消するよう努めることが望ましい」

第5章
身体拘束と行動コントロールの倫理

> **学習目標**
>
> - 物理的身体拘束による行動コントロールと，薬剤による行動コントロールは，どのように同じで，どのように異なるのかを考える
> - 施設における身体拘束と，病院（例；術後）における身体拘束はどのように同じで，どのように異なるのかを考える
> - 拘束に関わる法律を理解する
> - ケースにおける「価値の対立（＝倫理原則の対立）」を理解する
> - 身体拘束の弊害（身体的・精神的・社会的）について理解する
> - 拘束の違法性が阻却される要件について理解する
> - 最小限の拘束，および例外3原則「切迫性」「非代替性」「一時性」について理解する
> - 薬物による行動コントロールの倫理的意味と適切な使用方法について理解する
> - 病院における行動コントロール「一宮身体拘束事件」について理解する

▶Case 5-1 施設における身体拘束 ―家族が身体拘束を要望

　Aさん（88歳男性）は，アルツハイマー型認知症（FAST分類5）[注]で，介護施設に入所中です。Aさんは車椅子から降りようとして，左大腿骨頸部骨折・右前腕コールス骨折を繰り返しています。家族はさらなる転倒・落下による骨折を防止するために「拘束すること」を要望しました。

　しかし，Aさんは車椅子にバンドで拘束されると興奮して騒ぎ，大声で「ここから出してくれ！　縛らないでくれ！」と叫びました。

　この施設は「最小限の拘束」を方針としていたので，Aさんのケア担当者は，本人の望み通りできるだけ拘束をせず，1日数回，30分ずつ，1対1の見守りをつけて拘束を外す試みをしようとしました。

　しかし，家族は，再び拘束する時はもっと興奮して怒るので，それが生活の一部になったほうがよいと考え反対しました。スタッフの中にも，家族が許容しているのであれば，人員配置の問題もあり，拘束もやむを得ないと考える者もいました。

　その後，拘束を外した隙に，Aさんは再び転倒し，右大腿部を骨折してしまいました。家族は施設を訴えると言っています。

注）日常生活動作障害の程度によって進行度を7段階に分類したもの（**表5-1**）。

▶Case 5-2 薬剤による行動コントロール

　Bさん（74歳女性）は，アルツハイマー型認知症です。毎日徘徊するので，家族は困っています。夫は高齢で，長男夫婦は多忙のため，本人が納得しないまま施設入所となりました。入所の晩，Bさんは不穏になり，「家に帰りたい，家に帰りたい」と騒いで歩き回りました。しかし，スタッフの人数が足りずゆとりがないため，医師より処方された安定剤で対処しました。

　翌朝，Bさんが風呂場の窓から逃げ出してしまったことに気がつきました。スタッフは「本人の不安に対処するために，じっくり話を聞いてあげればよかった…」と後悔しています。

▶Case 5-3 病院における手術後の身体拘束

　Cさん（82歳女性）は，アルツハイマー型認知症（中等度～高度）です。自宅玄関の階段を踏み外し，大腿骨頸部骨折し，救急車で搬送後，入院・牽引開始しました。本人同席のもと，夫・長男夫婦が話し合いに参加し，外科手術が決定しました。主治医・看護師より何度か説明がありましたが，本人が手術の必要性について理解できていたかどうかは不明です。

　術後，尿管カテーテル・末梢点滴ルート，ドレーン，硬膜外チューブが挿入されていましたが，覚醒後，末梢点滴ルートを自己抜去しているところを発見されました。「これは何でしょうかね。私が何をしたというの。家に帰らせてください」と怒り口調で看護師に問いかけました。さらに，夜間，外転位固定を外そうとしたため，不穏時の指示である精神安定剤を点滴投与しました。その後，ウトウトするも再び動き出したため，主治医に連絡しました。主治医は「抑制の同意書はとってあるのだから，抑制すべき」との返答でした。

　翌日，夫に報告すると「1日も早く家に連れて帰ってあげたいので，そのためなら縛ってもいいから，ベッドから離れないようにしてください」と言っています。

Keywords 行動コントロールの倫理，身体拘束・薬物による行動コントロール，行動・心理症状（BPSD），身体拘束ゼロへの手引き，一宮身体拘束事件

Discussion

Q1 施設入所中のAさんの身体拘束について，あなたはどう考えますか？

Q2 施設入所中のBさんに対する薬物による行動コントロールについて，あなたはどう考えますか？

Q3 病院における手術後のCさんに対する身体拘束について，あなたはどう考えますか？「術後の身体拘束は仕方がない」と，「術後でも身体拘束はすべきではない」の2つのサイドに分かれて，相手を説得するようディベートしてください（ロールプレイ）。

Q4 施設における行動コントロールと病院における行動コントロールは，どのような点が同じで，どのような点が異なると思いますか？

Q5 物理的な身体拘束による行動コントロールと薬物による行動コントロールは，どのような点が同じで，どのような点が異なると思いますか？

表 5-1 アルツハイマー型認知症の進行ステージ（functional assessment staging of Alzheimer's disease）

ステージ	臨床診断	特徴
1	正常成人	主観的にも客観的にも機能障害なし
2	正常老化	物の置き忘れ，もの忘れの訴えあり。換語困難あり
3	境界領域	職業上の複雑な仕事ができない。熟練を要する仕事の場面では機能低下が同僚によって認められる
		新しい場所への旅行は困難
4	軽度	パーティーの計画，買い物，金銭管理など日常生活での複雑な仕事ができない
5	中等度	TPOに合った適切な洋服を選べない。入浴させるために説得することが必要なこともある
6a	やや重度	独力では服を正しい順に着られない
b		入浴に介助を要する，入浴を嫌がる
c		トイレの水を流し忘れたり，拭き忘れる
d		尿失禁
e		便失禁
7a	重度	最大限約6個に限定された言語機能の低下
b		理解しうる語彙は「はい」など，ただ1つの単語となる
c		歩行能力の喪失
d		坐位保持機能の喪失
e		笑顔の喪失
f		頭部固定不能，最終的には意識消失（混迷・昏睡）

（神﨑恒一：アルツハイマー病の臨床診断．日老医誌 2012；49：421. より引用）

第5章 身体拘束と行動コントロールの倫理

I 行動コントロールの倫理

1 行動コントロールの倫理とは

　認知症の進行による行動障害〔攻撃性・興奮状態・徘徊などの行動・心理症状（behavioral and psychological symptoms of dementia；BPSD）〕が出現した場合，身体拘束や薬剤により，認知症の人の行動をコントロールすることは倫理的に許されるのかどうかという問題を扱います。しかし，行動コントロールの倫理は，認知症の人に限ったことではなく，施設の高齢者や術後の患者にも関わる問題です。

　身体拘束の方法は，椅子に抑制帯で固定したり，ベッド柵あるいはミトンを使用してベッド柵に固定したりするだけでなく，つなぎ服や低いソファーに座らせて動かないようにしておくなどの方法も含まれます。では，身体拘束による行動コントロールと，薬剤による行動コントロールは，どのように同じで，どのように異なるのでしょうか。また，施設における身体拘束と，病院（例；術後）における身体拘束はどのように同じで，どのように異なるのでしょうか。とくに，病院においては，術後には輸液ライン，ドレーン，マーゲンチューブ，牽引などさまざまな医療機器が患者の身体に装着されていますが，認知機能が低下していたり，不穏・せん妄に陥っていたりすると，これらを自己抜去しようとすることもしばしばあり，治療成績や効果に悪影響を及ぼすことになってしまいます。

2 拘束に関する法律など

1) 拘束に関わる法律

　人の行動する自由を制限する拘束は「人としての価値をおとしめる行為」であり，「尊厳に反する行為」ですので，倫理的に望ましくありません。また，「法は倫理の最低限」と言われていますが，以下の法律も人の自由を制限する行為を禁止しています。

　憲法；憲法第18条「何人も，いかなる奴隷的拘束も受けない」，憲法第31条「何人も，法律の定める手続によらなければ，その生命若しくは自由を奪われ，又はその他の刑罰を科せられない」とされ，人が不法に拘束されないことを宣言しています。

　刑法；刑法第220条では，「不法に人を逮捕し，又は監禁した者は，三月以上七年以下の懲役に処する」として，そのような不当な拘束を行うことを禁じています。

2) 介護保険法（施設）

　介護施設の拘束に関する法律として，介護保険法第88条，指定介護老人福祉施設の人員，設備及び運営に関する基準には「指定介護老人福祉施設は，指定介護福祉施設サービスの提供に当たっては，当該入所者又は他の入所者等の

生命又は身体を保護するため緊急やむを得ない場合を除き，身体的拘束その他入所者の行動を制限する行為を行ってはならない」とされています。

3）『身体拘束ゼロへの手引き』（厚生労働省）

「身体的拘束その他入所者の行動を制限する行為」の具体例として，徘徊・転落を防止するため，あるいは点滴・経管栄養等のチューブを抜かないように，車椅子やベッドに体幹や四肢をひも等で縛る，手指の機能を制限するミトン型の手袋等をつける，Y字型拘束帯や腰ベルトをつける，自分の意思で開けることのできない居室等に隔離するだけでなく，行動を落ち着かせるために向精神薬を服用させることも含んでいます。

また，身体的拘束が緊急やむを得ない場合として，以下の例外3原則（①**切迫性**，②**非代替性**，③**一時性**）が示されています。

①切迫性：利用者本人または他の利用者の生命又は身体が危険にさらされる可能性が著しく高いこと
②非代替性：身体拘束その他の行動制限を行う以外に代替する介護方法がないこと
③一時性：身体拘束その他の行動制限が一時的なものであること

3 倫理原則の対立

倫理的には，拘束は尊厳に反する行為である場合が多いと言えます。しかし，Aさんのケースのように，家族はAさんの安全を慮って拘束を求めています。患者や入所者の安全確保は大切であり，とくに脆弱な高齢者にとっては，転倒・骨折は今後の医学的予後に重大な影響を及ぼします。

ここでは，倫理的に，2つの価値（善）の対立，すなわち倫理原則の対立があります。ここでの「対立する2つの善」は，「拘束から自由になることはよいことである」と「転倒のリスクを減らすことはよいことである」という2つの"善"の対立です。拘束からの自由は，倫理原則「個人の自由，自律（autonomy）」に関わり，また，転倒のリスクを減らすことは骨折を予防し，「善行原則（beneficence）」にかなうことになりますので，自律尊重原則と善行原則の対立と言い換えることもできます。この2つの倫理原則（善）のうち，どちらがより重要かは決まった回答はありません。それぞれのケースにおいてさまざまな事情を勘案し，今後の対応を決めることになります。安全性が大切であることは言うまでもありませんが，反自発的な拘束および拘束によって，認知症の人々の尊厳が侵害されることを正当化する理由にはなりません。

II 身体拘束による行動コントロール

1 身体拘束の弊害

本人の意に反した拘束をすることによって，身体的弊害，精神的弊害，社会

的弊害を実際にひき起こすことになります。

1) 身体的弊害

身体拘束は，不必要に運動を制限し，有害です。筋力低下，関節の拘縮，食欲の低下・脱水，褥瘡などが起こりえます。心肺機能の低下や感染症への抵抗力の低下は医療・投薬の増加につながり，結果としてQOL（生活の質）の低下をひき起こします。さらに，二次的な身体的障害として，①筋力低下→歩行能力の低下→さらなる転倒の危険の増加，②拘束を無理に外そう，逃れようとして転倒・打撲・挫創などの傷害をひき起こすこと，③抑制帯による圧迫絞扼や嘔吐物による窒息，なども起こりえます。

2) 精神的弊害

高齢者本人にとって，拘束は大きな精神的ストレスとなり，怒り，恐怖，不安，混乱，屈辱，錯乱，諦観，などの心理的感情的害悪をもたらします。さらに，興奮状態の悪化や認知症の悪化の原因にもなります。また，家族・職員にとっても，罪悪感，後悔，屈辱などの感情的害悪の原因となりますし，介護専門職としての誇りの消失，職員の意欲低下，虐待行為に対して慣れ鈍感になるという困った事態を生じてしまいます。

3) 社会的弊害

医療および介護施設に対する社会的不信感や偏見を生じ，高齢者の老年期に対する不安を煽ってしまうおそれがあります。

2 拘束の違法性が阻却される要件

憲法および刑法の規定だけでは，何が「不当な拘束」にあたるかは明確ではなく，個々の事例によって異なることになります。一般的に違法性が阻却される（拘束が違法とならない）ための考慮すべき点として，判例をまとめた要件が参考となります（在宅及び養護学校における日常的な医療の医学的・法律学的整理に関する研究会，2004年9月17日）。

①目的の正当性：単に行為者の心情・動機を問題にするのではなく，実際に行われる行為が客観的な価値をもっていること
②手段の相当性：具体的な事情をもとに「どの程度の行為まで許容されるか」を検討した結果として，手段が相当であること
③法益衡量：特定の行為による法益侵害と，その行為を行うことにより達成されることとなる法益とを比較した結果，相対的に後者の法益のほうが重要であること
④法益侵害の相対的軽微性：当該行為による法益侵害が相対的に軽微であること
⑤必要性・緊急性：法益侵害の程度に応じた必要性・緊急性が存在すること

3 最小限の拘束

このような拘束による弊害をなくすためには，できるだけ拘束をしないこと

が第一ですが、もし例外3要件である、①**切迫性**、②**非代替性**、③**一時性**を満たし、やむを得ず拘束をする場合でも、以下の点について熟慮し、できるだけ最小限の拘束に留める必要があります。

1）拘束の必要性と限界

拘束は常に転倒・転落を予防できるわけではないため、その必要性と限界（弊害）について考える必要があります。

2）評価・検討

転倒の原因分析を適切に評価し、その対応策を十分検討する必要があります。

3）拘束を使用しなければならない際に留意すること

どうしても拘束を使用しなければならない例外3要件（**切迫性**、**非代替性**、**一時性**）が満たされた場合でも、
①その人の尊厳に対して配慮しているか
②その人の自律（自己決定権）に対して配慮しているか
③その人の幸福（well-being）に配慮しているか
④その人の自立に配慮し、適切な支援をしているか
について常に留意する必要があります。なぜなら、これら例外3要件の評価は、どうしても主観的になってしまいがちだからです。

4）定期的な再評価（reassessment）

定期的な再評価をし、拘束が不要と判断されたのであれば、できるだけ早く拘束を外す必要があります。その際、本人の意見にも必ず耳を傾け、不満に早急に対処する必要があります。

III 薬物による行動コントロール

1 行動をコントロールする薬物使用の際に留意すること

目に見えるひもなどで縛る身体拘束は問題視されることが多いですが、臨床の現場においては、薬物による行動コントロールは比較的たやすく行われる傾向にあります。

認知症の行動障害、攻撃的態度や周囲の人々に恐怖を抱かせる行動は、家族にとって感情的ストレスになりますので、家族介護者は医師に対して静かにさせるために薬の処方を望むことがあります。また、施設の介護職も、仕事の効率などを考えて、薬物の処方を望む場合があります。しかし、そのような場合に、もし認知症の人に意思表示することができる能力があったとしたら、薬物による行動コントロールを許容するのか、拒否するのかについて思いをはせる必要があります。

もちろん、治療上の必要性から向精神薬を投与せざるを得ない場合もありますので、その際には以下の点について熟慮をする必要があります。『身体拘束ゼロへの手引き』にも「行動を落ち着かせるために向精神薬を過剰に服用させる」

ことは身体拘束禁止の対象となる具体的行為としてあげられています。

1) 適切な「尊厳に配慮したケア」が実施されているか

認知症の人に対して尊厳に配慮した適切なケアが実施されていないと，多動，徘徊，不穏などの行動障害が現れやすくなり，その結果，行動コントロールが行われることになってしまいます。認知症の人の状態は，まさに医療者・介護者やケアの状態を映し出す鏡なのです。

2) その人に合った環境が整備されているか

アルツハイマー型認知症の行動障害に対しては，副作用などを考慮すると，薬物治療よりも環境整備（社会的・物理的環境，感情に配慮した心理的環境）のほうが望ましい場合がしばしばあります。理想的には，まず心理的環境および社会的環境を整備し，その後初めて投薬を考慮することが大切です。

3) 薬物使用の目的および目的となる徴候を明確にする

行動をコントロールする薬物は注意深く，かつ明確な目的を持って用いられる必要があります。薬物投与は，その短期の治療目標を定め，注意深く使用すれば，介護者の負担を軽減したり，物理的身体拘束を不要にすることもできます。

また，薬物使用の目的は，「本人のQOL改善か」「家族のQOL改善か」「医療介護専門職のQOL改善か」について十分考慮する必要があります。できれば薬物投与の効果は，「本人のQOL改善」に焦点を当てて，注意深く経過観察がなされることが望ましいと言えます。しかし，もし本人のQOLと家族のQOLが対立した場合にはどのように対処したらよいのだろうかということも大きな倫理的問題です。

4) 適切な使用法（量）か

①多剤併用・過剰投与の問題はないか：実際に使用されている用量より少量の投薬で，行動障害をコントロールすることができるとしている報告があります。
②薬物が残存認知機能をさらに悪化させていないか
③副作用が起きていないか
④少量から開始し，効果・副作用のモニターすること
などについて考慮が必要です。

IV 病院における行動コントロール

1 術後の行動制限

介護保険法には，施設に関する規定「…生命又は身体を保護するため緊急やむを得ない場合を除き，身体的拘束その他入所者の行動を制限する行為を行ってはならない…」があります。そして，身体的拘束が緊急やむを得ない場合として，3つの要件（**切迫性，非代替性，一時性**）が示されています。では，身体拘束が禁止されているのは介護施設だけなのでしょうか。これは施設に限った話ではありません。

病院においても，無条件に身体拘束が許容されているわけではありません。確かに，術後に点滴や経管栄養や牽引装置，酸素チューブ，ドレーン，硬膜外チューブ，尿管カテーテルなどを自己抜去してしまった場合には，治療成績に影響する場合もあるでしょうし，時には生命に関わる場合もありえます。とくに，術後においては，医療者は病気の完治や生命予後に目が向きがちですが，術後においても，患者の自律や身体的自由に配慮する必要があります。

以下の判例をみることによって，病院の術後であっても，当然のこととして身体抑制が許容されているわけではないことがわかります。

2 一宮身体拘束事件

【事件概要】2003年10～11月に，80歳女性は腰痛などのためX病院の外科に入院。意識障害の症状もあり，11月16日未明に何度もベッドから起きあがろうとしたことなどから，看護師がひも付きの手袋を使って，約2時間にわたって拘束した。女性は手袋を外そうとして手首などに軽傷を負った。不必要な身体拘束で心身に苦痛を受けたとして，女性の死後に遺族が病院を経営する医療法人に対して損害賠償を求めた。

【1審判決】名古屋地裁一宮支部は2006年9月，「拘束以外に危険を回避する手段はなかった」などとして拘束の違法性を否定しました。

【2審判決】名古屋高裁は，「重大な傷害を負う危険があったとは認められない」などとして，拘束を違法と判断しました（2008年）。「そもそも，医療機関による場合であっても，同意を得ることなく患者を拘束してその身体的自由を奪うことは原則として違法といわなければならない…その抑制，拘束の程度，内容は必要最小限の範囲内に限って許されるものと解されるのである。そして，上記の『身体拘束ゼロへの手引き』が例外的に身体拘束が許される基準としている切迫性，非代替性，一時性の要件については，上記の緊急避難行為として許されるか否かを検討する際の判断要素として参考になると考えられる…」とし，病院においても，施設における基準（**切迫性，非代替性，一時性**）の要件を採用しています。

【最高裁判決】「入院患者の身体を抑制することは，その患者の受傷を防止するなどのために必要やむを得ないと認められる事情がある場合にのみ許容されるべきものであるが…本件抑制行為は，患者の療養看護にあたっていた看護師らが，転倒，転落により患者が重大な傷害を負う危険を避けるため緊急やむを得ず行った行為であって，診療契約上の義務に違反するものではなく，不法行為法上違法であるということもできない…そして，患者は腎不全の診断を受けており，薬効の強い向精神薬を服用させることは危険であると判断されたのであって，これらのことからすれば，本件抑制行為当時，ほかに患者の転倒，転落の危険を防止する適切な代替方法はなかったというべきである…拘束時間は約2時間にすぎなかった…その転倒，転

落の危険を防止するため必要最小限度のものであった」とし，このケースは拘束の例外3要件を満たした必要最低限度のものであったとし，病院側の責任を否定しました。

3 その他の判例

医療者は，患者の命を救ったり，手術成績を向上させるためにも，術後のある程度の行動制限は当然といった考え方をしがちですが，法的判断は，必ずしも，こういった医療者側の主張を一方的に認めているわけではないようです。

実際，前述の一宮身体拘束事件のように，患者や家族から「拘束して訴えられた」ケースもありますし，反対に「拘束せずに転倒・転落して訴えられた」ケースもありますので，その判断については迷うところです。そして，裁判所の判決は，医療者の「責任を否定」するものもあれば，「責任を認め過失あり」としたものまで，さまざまです。まさにケースバイケースということになりますので，直観で「拘束してもよい」「拘束はわるい」ではなく，法益の考量など，拘束の違法性が阻却される要件について立ち止まって熟慮が必要です。

「転倒して訴えられた」事件としては，2012年の東京地裁が「透析患者が転倒したのは，注意義務違反であり，医療者に責任あり」としたものがあります。

別の「転倒して訴えられた」事件として2012年福岡地裁小倉支部が「転倒して脳内出血を起こした患者について，転倒防止する義務を負っていたところ，ごく短時間ではあるものの，目を離し数メートル離れた」として過失を認定しました。

さらに，「転落して訴えられた」事件として，2009年広島高裁岡山支部の判決があり「入院中の患者を抑制帯を用いて拘束するのもやむを得ないのであって，にもかかわらず，転落を防止するために抑制帯を用いることはなかった場合には，診療契約上の義務違反が認められる」としました。

倫理的助言

「行動コントロールの倫理」は，人の自由な意思で自由に行動する権利をできるだけ尊重しながら，本人あるいは他者に危害を与えることを避けるために，どのような要件の下（状況下）に行動コントロールが許されるのかについて熟慮することです。したがって，熟慮することなく，安易に，人の行動をコントロールすることは「人としての価値をおとしめる行為」であり，「尊厳に反する行為」になります。

まず，その行動コントロールが，①目的の正当性，②手段の相当性，③法益衡量した結果，その法益のほうがより重要であること，④法益侵害の相対的軽微性，⑤必要性・緊急性を満たし，違法性が阻却される要件に当てはまるのかどうかを考えます。すなわち，身体的拘束が緊急やむを得ない場合として，『身体拘束ゼロへの手引き』にあげられている3つの要件（**切迫**

性，非代替性，一時性）について熟慮することです。

　Case 5-1 のAさんのケースにおいては，「拘束から自由になることはよいことである」という価値と，「転倒のリスクを減らすことはよいことである」という価値の対立（自律尊重原則と善行原則の対立）だけでなく，「拘束を最小限にすることはよいことである」という価値と，「家族から訴えられないことはよいことである」という価値の対立もあります。これらは，2つの価値（善いこと）が対立していますので倫理的ジレンマとなります。さらには，「個別性に配慮した1対1のケアはよいことである」という価値と，「多くの入所者を平等にケアすることはよいことである」という価値も対立しています。これは，善行原則と公正原則の対立と捉えることもできます。このように，一つのケースに複数の「価値の対立」（倫理原則の対立）がある場合があり，単純には答えが出ない事例が実際の臨床には多くあります。

　Case 5-2 のBさんのケースにおいては，向精神薬を使用する目的について，十分に考えることが必要でしょう。薬物使用の目的は，「本人のQOL改善か」「家族のQOL改善か」「医療介護専門職のQOL改善か」について立ち止まって考えることです。ともすると，夜間などスタッフが不足している時には，医療介護専門職の業務遂行がスムーズにいくように薬物が使用されていることがあるからです。また，薬物の使用量についても配慮が必要であり，適切かつ適量な薬物使用は，認知症の人のQOLを損なうことなく，ケアを容易にすることができる，有用な手段となりうることもあります。

　Case 5-3 のCさんのような治療を目的とする医療機関におけるケースでは，生活主体の介護施設と異なり，術後などの医療上の目的を達成するために拘束がなされる場合があります。しかし，医療機関であっても，同意を得ることなく患者を拘束して，身体的自由を奪うことは問題があります。患者の安全性のために，例えば転倒落下による骨折防止や，チューブやドレーンなどの自己抜去を防ぐために，拘束は正当化されると即断するのではなく，ほかにとるべき手段・方策はないのかについて，事前に十分に考える必要があります。また，夫の「一日も早く治ってほしいので縛ってください」という要望で拘束が正当化されるのかについても考えてみる必要があります。また，スタッフの人員不足で手が回らず，拘束が行われる場合もありますが，これが患者を拘束する正当な理由になるのかについても，臨床現場でよく話し合う必要があります。

第6章 守秘義務とその解除（通報の義務）・個人情報保護

学習目標

- 守秘義務の歴史的背景を知る
- タラソフ事件以後，守秘義務は絶対的義務ではなく，相対的義務であると理解されるようになったこと，およびその要件について理解する
- 個人情報保護法の枠組みに概要〔個人情報の保護（利用目的の特定・目的外使用禁止・第三者提供禁止），本人への開示〕を理解する
- 「医療・介護関係事業者における個人情報の適切な取扱いのためのガイドライン」の概要を理解する（例；A病院の患者が，B介護施設に移る時，本人に関する情報を提供できるか？　学会誌などの論文において，患者の写真を掲載できるか？）
- 守秘義務の解除＝通報の義務について，「高齢者虐待防止法」などを元に理解する

▶Case 6-1　高齢者虐待　—ある訪問看護師の悩み—

　息子さんと二人暮らしのAさんは，脳梗塞発作後，在宅介護を受けています。最近，訪問看護師が訪問看護に行った際に，しばしば青あざや内出血の痕がみられています。さらに，体重も減少しています。
　Aさんは自分で食べることはできませんが，嚥下障害もなく，食事介助をすれば流動食を食べることができます。Aさんに聞いても，はっきり事情を話そうとはしません。
　私には息子さんが暴力をふるっているように思われるのですが，息子さんは知らん顔をしています。私は，Aさんのために，通報したほうがいいのか迷っています。私たちには職業上の守秘義務や個人情報保護がありますし，また，通報した後，息子さんとAさんの関係がわるくなってしまっても困るので，どうしたらいいのか困惑しています。やはり，守秘義務というのは重要ですよね。私たちが秘密を守るから，患者さんやご家族がいろいろな大事なことを話してくれるわけですから…。

▶Case 6-2　夫のHIV感染を妻に告げるべきか　—ある医師の悩み—

　会社員Bさん（48歳男性）は，検査の結果，HIV（ヒト免疫不全ウイルス）感染が判明しました。Bさんは，妻には結果を絶対に知らせないでくれと言っています。Bさんに

は受験生の息子がおり，「自分がエイズに罹っている」という結果を妻が知ったら家庭内不和が起こり，息子の勉学にも悪影響を及ぼすと心配しています。また，会社にも知らせないでくれと言っています。

医師は，妻にも感染する危険があるので，妻に知らせたほうがよいと考えていますが，Bさんの反対を押し切ってまですべきことなのかを悩んでいます。また，Bさんと一緒に来院していない妻に，どのような方法で知らせるのがよいのかについても悩んでいます。

Keywords 守秘義務，プライバシー権，守秘義務の解除（通報の義務），タラソフ事件，絶対的義務と相対的義務，個人情報保護法，虐待の通報，高齢者虐待防止養護者支援法

Discussion

日常臨床の現場では，上記ケースのように，守秘義務と，情報の開示（通報）との板ばさみになるケースが多くあります。本章では，守秘義務，個人情報保護はどのような場合に遵守すべきか，あるいは解除されるのかについて考えてみます。

Q1 Case 6-1 のAさんに関して，息子による虐待を，あなたは通報したほうがよいと思いますか？　それとも，家庭内のこととして黙っていますか？

Q2 Case 6-2 のBさんに関して，あなたは妻にHIV感染の事実を伝えたほうがよいと思いますか？　それとも，Bさんの望み通りに，妻には伝えないほうがよいと思いますか？　理由も述べてください。もし，妻に伝える場合，どのような方法で伝えますか？

Q3 あなたは，タラソフ事件（p51参照）について，どのように考えますか？「医療者は患者の秘密を守るべきだったのでしょうか？」あるいは「タラソフ嬢に危険を警告すべきだったのでしょうか？」

I 守秘義務

1 秘密と守秘義務

秘密とは，少数の人にしか知られていない事実で，他人に知られることが本人の不利益になるものです。守秘義務は，歴史的に医師の職業倫理として発展してきました。2千年以上前のヒポクラテスの誓いにも「治療の機会に見聞きしたことや，治療と関係がなくとも他人の私生活について漏らすべきでないことは，他言してはならないとの信念を持って，沈黙を守ります…」と記されています。その後，医師だけでなく，他の医療専門職の間にも守秘義務の遵守が

義務付けられ，また個人のプライバシー権（自分の情報を自分でコントロールする権利）として法的にも確立してきました。

2 プライバシー権：自分に関する情報を自分でコントロールする権利

倫理原則である自律尊重原則から，人は「自分に関する情報を自分でコントロールする権利」を持っています。これをプライバシー権と呼びます。そして，このプライバシー権から守秘義務や個人情報保護も導かれます。

プライバシーが尊重されることによって，患者は気軽に病気や心の悩みについて，医療者に相談でき，安心して治療が受けられます。すなわち，社会あるいは患者個人は，医師をはじめとする医療介護専門家が，患者の秘密を守ってくれることを期待しています。しかし，この守秘義務は，絶対的義務ではなく，ある状況下（感染症など公共の利益に基づく届け出義務など）では守秘義務が解除されることもあります。

また，現代の医療現場では，IT化や分業化・チーム化によって，多くの人々が，一人の患者の診療録にアクセスできるため，個人情報を厳格に守ることは，ますます難しくなってきています。

さらに，在宅医療の現場においては，医療・介護従事者が，通常では入ることのない他人の家庭に入り込むため，患者本人だけでなく家族の多くの個人情報に触れることになります。それは医療・ケアに必要な情報（医療関連情報）から，家族や個人に関わる直接医療ケアに関係のない情報（生活関連情報）にまで及びます。また，実際，患者の身体状況だけでなく，経済的状況・家庭環境や家族の人間関係に関わる情報なども，ケアプランを立てたり，医療ケアを実践するにあたって必要なこともあります。

3 タラソフ事件：守秘義務が絶対的義務から相対的義務に

守秘義務に関する有名な判例に米国のタラソフ事件（1969）があります。これは，患者に対する守秘義務と，第三者であるタラソフ嬢への通報の義務（守秘義務の解除）が対立した事例です。

【事件概要】精神科の患者であるポダー（大学生）は，臨床心理療法士に対して，タラソフという女性を殺すつもりだと打ち明けた。臨床心理療法士は警察に拘留を依頼したが，短期間の拘留の後，警察はポダーが理性的状態にあるとして釈放した。しかし，彼は結局タラソフを殺害してしまった。彼女の両親は「危険な患者を拘留しておかず，また本人や家族に危険を警告しなかった」として臨床心理療法士の雇用者である大学を訴えた。

この事件において，臨床心理療法士は患者ポダーの秘密を守るべきだったのでしょうか。あるいはタラソフ嬢に危険を警告すべきだったのでしょうか。

判決の多数意見は，「公衆が危険にさらされるのであれば，患者の保護的特権は消滅する」とし，患者ポダーに対する守秘義務は解除され，狙われている第

三者であるタラソフ嬢に対して警告義務があったとしました。一方，少数意見として，「もし患者の秘密が守られないとしたら，医療，とくに精神科医療を必要とする人々が治療を求めに来なくなる」とし，守秘義務の遵守を支持しました。

このタラソフ事件の判決以後，医療現場において，守秘義務を，例外のない絶対的義務ではなく，例外を認める相対的義務としてみなす傾向になりました。とくに，「ほかに有効な方法がなく」「第三者の潜在的危険が大きく」「その可能性が高い場合」などに守秘義務が解除されると考えられています。

4 守秘義務の遵守とその解除

1) 秘密漏示罪

刑法第134条は，「医師，薬剤師，医薬品販売業者，助産師，弁護士，公証人又はこれらの職にあった者が，正当な理由がないのに，その業務上取り扱ったことについて知り得た人の秘密を漏らしたときは，6カ月以下の懲役又は10万円以下の罰金に処する」とし，秘密漏洩を罰しています。また，介護保険法や他の資格法においても，正当な理由がなく，その業務上知りえた利用者またはその家族の秘密を漏らしてはいけないとしています。

2) 守秘義務の解除

公共の利益に基づく届け出義務（感染症など）や，正当な理由があれば，守秘義務は解除されます。例えば，「高齢者虐待の防止，高齢者の養護者に対する支援などに関する法律」（以下，高齢者虐待防止法・養護者支援法）には，後述の通り，虐待の事実を知った者の「通報の義務」が規定されています。

II 個人情報保護

1 個人情報の定義

「個人情報の保護に関する法律」（以下，個人情報保護法）において，第2条で「個人情報」とは，「生存する個人に関する情報であって，当該情報に含まれる氏名，生年月日その他の記述等により特定の個人を識別することができるもの」と定義されています。

2 個人情報保護法

医療・介護を実施するにあたっての，個人情報保護についての決まりは，2005年4月に施行された個人情報保護法[*1]および「医療・介護関係事業者における個人情報の適切な取扱いのためのガイドライン」に示されています。

個人情報保護法の主な内容は，個人情報の保護と，個人情報の本人への開示からなり，また，個人情報の保護は，目的外使用の禁止と第三者への提供禁止を大きな柱としています。

[*1]：個人情報保護法は，2003年5月制定公布され2005年4月に全面施行（旧法）されたが，その後2015年9月改正法が制定公布され，2017年5月末から全面施行（改正法）されている。

1）個人情報の保護

①利用目的の特定（第15条）：個人情報は，「本人の治療やケアという目的」で使用され，「医療ケアチーム内で共有」する場合は，とくに大きな問題はありません。

②目的外使用禁止とその除外規定（第16条）：本人の治療・ケア以外の目的で使用される場合には目的外使用となります。目的外使用する場合には，本人の同意が必要です。また，本人の同意がなくても，目的外使用ができる除外規定は，

- 人の生命，身体または財産の保護に必要な場合であって，本人の同意を得ることが困難である時
- 公衆衛生の向上のためにとくに必要がある場合
- 法令で定めた義務を遂行する場合

です。

③第三者提供禁止とその除外規定（第23条）：医療ケアチーム以外の人が利用する場合には，第三者提供となります。第三者提供の場合には，本人の同意が必要です。また，本人の同意がなくても，第三者提供ができる除外規定は，

- 人の生命，身体または財産の保護に必要な場合であって，本人の同意を得ることが困難である時
- 公衆衛生の向上のためにとくに必要がある場合
- 法令で定めた義務を遂行する場合

です。

2）個人情報の本人への開示（第25条）

患者の個人情報は，本人の求めに応じて，本人に開示されなければなりません（本人に対する開示の義務）。したがって，カルテなどに記載されている医療情報は原則開示されることになります。

3 現場における個人情報保護の例

1）A病院の患者が，B介護施設に移る時

本人に関する情報をA病院からB介護施設に提供するということは，個人情報の第三者提供にあたります。したがって，この場合には，原則として，あらかじめ本人の同意を得る必要があります。

2）学会誌などの論文，あるいは施設の掲示板などに，本人の写真を掲載する場合

写真も個人を識別できるものであれば個人情報となり，本人の治療・ケア以外の目的で使用される場合には，目的外使用となります。さらに，第三者の閲覧に供するので第三者提供にあたります。したがって，原則として，あらかじめ本人の同意を得る必要があります。

第6章　守秘義務とその解除（通報の義務）・個人情報保護

Ⅲ 高齢者虐待と守秘義務の解除（通報の義務）

　高齢者等に対して虐待（身体的・心理的・経済的・性的虐待，ネグレクト）があった場合には，守秘義務は解除され，通報の義務が生じます。守秘義務が解除されるのは，倫理的には，それが，虐待を受けている本人の最善の利益にかなう場合になります。また，法的には，高齢者虐待防止・養護者支援法（2006年4月）に規定されています。この法律は高齢者が尊厳を保って生活できるように虐待の防止と保護のための措置，および高齢者を支える養護者の負担の軽減を図ることを，その目的としています。

　虐待の通報の義務については，①家族介護者（養護者）による虐待，②介護従事者による虐待，を区別して規定し，「義務」および「努力義務」が以下の通り規定されています。

1 家族介護（養護）者による高齢者虐待

1）通報：養護者による虐待を受けたと思われる高齢者を発見した場合

①高齢者の生命または身体に重大な危険が生じている場合⇒速やかに，市町村に通報（義務）

②それ以外の場合⇒速やかに市町村に通報（努力義務）

2）通報後の市町村による措置

①事実の確認：当該高齢者の安全の確認や通報に関わる事実の確認

②立ち入り調査：高齢者の生命または身体に重大な危険が生じているおそれがある場合

③警察署長に対する援助要請：立ち入り調査などに際して，必要があると認めた場合

④高齢者の保護：高齢者の生命または身体に重大な危険が生じているおそれがある場合

⑤協議：養護者への支援も含め，今後の虐待防止の対応について，地域包括支援センターなどと協議し，連携協力体制を整備する

2 介護従事者による高齢者虐待

1）通報

①施設職員が，介護従事者による虐待を受けたと思われる高齢者を発見した場合⇒速やかに市町村に通報（義務）

②介護従事者による虐待を受けたと思われる高齢者を発見し，かつ生命または身体に重大な危険が生じている場合⇒速やかに，市町村に通報（義務）

③介護従事者による虐待を受けたと思われる高齢者を発見し，上記②以外の場合⇒市町村に通報（努力義務）

④介護従事者による虐待を受けた高齢者本人は，市町村に届け出ることができる

2）通報後の市町村による措置

①都道府県への報告

②介護施設の適正な運営の確保：虐待防止および当該高齢者の保護を図るため，老人福祉法・介護保険法による監督権限を適切に行使する

③公表：都道府県知事は，介護施設における虐待の状況，そのとった措置などを公表する

倫理的助言

　守秘義務は医療従事者の職業倫理として長い歴史を持ちますが，虐待など患者の権利侵害に関わる場合には，それが本人の最善の利益（best interests）にかなうのであれば，守秘義務は解除され，通報の義務が生じます。

　また，患者の個人情報に関しては，それを医療・ケアチームで共有することは，結果として医療ケアの質を向上させ，患者の最善の利益に寄与することになります。したがって，患者の治療・ケアという目的で使用され，それに関わる医療・ケアチーム内で共有する限りは，従来の患者情報の取り扱いと大きな差はありません。それ以外の場合（目的外使用および第三者に提供する場合）には，除外規定に当てはまるかどうかを立ち止まって考える必要があります。

　高齢者に対する虐待は，家族や介護施設は虐待の事実を表に出さない場合が多く，また，被害を受けた高齢者本人に確認することも難しいケースがしばしばあります。

　家族らの養護者による虐待は，「予防」と，（残念ながら虐待が起こってしまった場合には）「高齢者の保護」・「再発防止」が重要です。虐待の徴候が疑われる場合には，医療ケア専門家は家族とのコミュニケーションをさらに密にし，その背景・原因についてアセスメントする必要があります。そして重大な危険が生じる前に，家族を責めるだけではなく，支援をしていく姿勢が大切です。それは高齢者にとって，家族は今後も介護者・養護者として重要な役割を担うことになるからです。家族と高齢者の関係を断ち切るのではなく，高齢者の保護者として機能していくというモチベーションを，できるだけ高めるような支援をしていく必要があります。

第7章 希少な医療資源の公正配分

学習目標

- 希少な医療資源の公正配分の問題は，公正（平等・公平）原則から導かれることを理解する
- 歴史的事件「神の委員会」の問題点を理解する
- 「等しいもの」は等しく扱う：何を基準として等しいとするのか？ ケースについて意見交換をする際に，その根拠について十分に話し合う
- 希少な医療資源の公正配分に関わる問題として，QALY・トリアージを理解する
- その他の希少な医療資源の公正配分が問題となる実際の事例をあげてみる

▶Case 7-1 誰が透析を受けるべきか ──透析機器は1台，候補者は2名

76歳のおばあさんと，26歳の女性が急性腎不全になりました。2人ともクレアチニン値が8.2 mg/dLで緊急を要します。しかし，透析機器は1台しかない状況です。2人とも，意識は清明で「私に透析を受けさせてほしい」と言っています。

▶Case 7-2 誰が透析を受けるべきか ──透析機器は2台，候補者は5名

以下の5名が急性腎不全に罹患しています。しかし，利用できる透析機器が2台しかない状況で，これらの候補者のうちから，2名のみを選ばなければなりません。5名とも，「私に透析を受けさせてほしい」と言っています。選考委員会のメンバーは，それぞれ意見が異なり，結論がまとまりません。

候補者①：28歳女性，シングルマザー，子ども2人。生活保護受給中です。
候補者②：45歳男性，会社社長（社員500人）。独身です。
候補者③：75歳男性，著名な俳優。社会に文化的貢献をしています。
候補者④：38歳女性，家庭の主婦，子ども3人（15歳，12歳，8歳）。とてもよいお母さんです。
候補者⑤：52歳男性，医師。子どもは20歳の医学生です。

Keywords 公正原則，希少な医療資源の公正配分，ミクロの配分，マクロの配分，神の委員会，QALY，トリアージ

Discussion

Q1 Case 7-1 において，あなたは，76歳のおばあさんと，26歳の女性のうち，どちらが透析を受けるべきだと思いますか？　その理由も述べてください。

Q2 Case 7-2 において，あなたは，5人の候補者のうち，どの2人が透析を受けるべきだと思いますか？　その理由も述べてください。
各グループで話し合って，2人の候補者を決めてください。その後，意見の異なる他のグループとディスカッションをしてください（ロールプレイ）。

Q3 「神の委員会」の事件について，あなたはどう考えますか？　どのような条件（要素）が，透析を受ける優先順位を決めるために反映されるべきだと思いますか？

I 医療資源の公正配分

1 公正原則と医療資源の配分

第2章で述べた通り，公正原則は人々を公平・平等に扱うことを要求している原則です。これは「"等しい"ものは等しく扱う」ことを意味しています。しかし，何を基準として"等しい"とするのかが，しばしば大きな問題となります。

医療資源が潤沢にあり，誰もが自身が望む医療を十分に受けられる状況であれば，医療資源の配分の問題は生じません。しかし，現実には，医療資源・医療財源は有限であり，また医療費そのものも増大傾向にあります。したがって，どのように配分すれば公正なのか，正義にかなうのかは，重要な倫理的論点になります。

2 限りある医療資源

資源が希少で限られている場合に，この公正原則はとくに問題となります。例えば，小ぶりなクリスマスケーキを兄弟3人で分ける場面を想像してください。長男が年長だからといって，大きな分け前をとったら，次男・三男から文句が出るでしょう。では，どうやってケーキを分けたら公正と言えるのでしょうか。あるいは，豪華客船の沈没の際に，数に限りのある救命ボートにファーストクラスの乗客から順番に乗せていくのは公正と言えるのでしょうか。もちろん，ケーキやボートの配分は医療資源の配分とは異なりますが，何を基準として配分したら公正と言えるのかについて考える身近な例となります。長男と次男・三男とは「何が同じ」で「何が異なる」のか。そして，その違いのために，区別あるいは差別してよいのかについて十分に考える必要があります。

3 希少な医療資源の公正配分の問題

医療資源の配分*1の問題は,「ミクロの配分」と「マクロの配分」の問題に分けて考えることができます。ミクロの配分とは,どの個人の患者がその医療資源を受け取るのかを問題とします。例えば,救命救急センターに同時に2人の患者(70歳代の心筋梗塞と20歳代の交通事故)が来たとします。ベッドの空きは1つしかない状況です。さあ,どちらの患者を優先して受け入れるのかといった問題です。マクロの配分は,例えば,医療関連予算のうち,病院医療と在宅医療と外来医療にどのように配分するのかといった医療行政にも関わる医療資源の配分の問題です。

実際に医療資源の公正配分が問題となった事例に,脳死臓器移植における希少な臓器配分の優先順位や,新型インフルエンザワクチンの接種順位などがありました。新型インフルエンザが発生した場合,抗インフルエンザウイルス薬による治療優先順位として,①新型インフルエンザ入院患者,②感染した医師らと社会機能維持者(警察・消防など),③心疾患などがある緊急性の高い患者,④児童・高齢者,⑤一般の外来患者とされましたが,これは公正な配分と言えるのかどうか,その他の優先順位の選択肢はないのかなどについて,話し合ってみてください。

また,日常臨床における人的医療資源の配分では,例えば夜間の人手不足の状況において,手のかかる重度の認知症患者に多くの時間を割いて,ほかの患者に十分に手が回らないということは公正原則にかなうのかといった問題もあります。

*1:医療資源の公平配分は,ⅰ)国・地方公共団体の制度上行われる場合,ⅱ)あらかじめ各医療機関でルールを決めて行われる場合,ⅲ)個々の患者の診療の場合といったように,階層を分けて行わなければならない。すなわち,目の前にいる患者にある医療行為をしない理由(ミクロの配分)が,国の医療財源の節約(マクロの配分)のためという理由は倫理的に適切ではないということである。とくにⅲ)の場合は,個々の公平の判断をするための正確なデータが得にくい。

Ⅱ 神の委員会

希少な医療資源の公正配分が問題となった歴史的に有名な事件として,米国の「神の委員会」と呼ばれている事件があります。

【事件概要】1962年,当時年間数万人が腎不全で死亡している状況において,世界初の外来人工透析センターが米国のシアトルに開設された。透析機器が希少な状況にもかかわらず,多数の患者が殺到し,誰が透析を受けるのかを選別しなければならなかった。医師たちは医学的見地から患者を選ぶことを主張したが,7人の一般市民からなる委員会は,社会的価値によって候補者を選別したために(例えば,売春婦よりも家庭の主婦を優先),大きな社会的問題となり,メディアから「神の委員会」と呼ばれ,批判された。

「誰が透析を受けるのか」を決めるミクロの配分を任された一般市民からなる委員会が「神の委員会」と呼ばれたゆえんは,まるで「神のように自分たちで決定し,振る舞っている」ためでした。委員会の構成メンバーは,聖職者,弁護士,主婦,労働組合幹部,州政府役人,銀行員,外科医です。委員会は,最初はくじ引きによって決めようとしましたが,結局,患者の年齢・性別・結婚

しているかどうか，扶養家族の人数，収入や財産，価値観，精神的安定性，学歴・職業，将来性，ワシントン州の住人か，などによって透析候補者を決定しました。この選考過程が，当時の中産階級の価値観に基づくものであり，不公平で，生命の平等性に反するとして激しい批判が起こったのでした。

この委員会は1971年まで活動しましたが，その後，医療政策により1973年にはすべての人が無料で透析を受けることができるようになり，透析機器の公正配分の問題は解決をみました。すなわち，医療資源の「ミクロの配分」の問題が，「マクロの配分」に関する政策により解決されたのです。

III その他の医療資源の公正配分に関わる論点

1 QALY

QALY（quality-adjusted life years）質調整生存年は，QOLで調整した余命を基準にして，今後の治療方針や医療資源の配分を決めるという考え方です。

1QALYは，完全に健康な1年間に相当します。もしある人の健康が完全ではないならば，その1年間は1以下のQALYとして評価され，死亡すれば0QALYとなります。例えば，慢性腎不全で透析をしている人は0.5QALY，胃がんの人は0.3QALYといった表現になりますが，本当に慢性腎不全の人の1年が，健康人と比べて2分の1の価値しかないのか，胃がんの人は3分の1の価値しかないのかといったように，QOLの評価の方法は常に問題となるところです。

QALYは，医療行為に対しての費用対効果を経済的に評価する技法として用いられ，具体的には医療行為にかかる費用と，それによって得られるQALY（治療によって得られる効果×利益を見込める期間）の比を算定し，医療行為の配分の基準とします。1QALYを伸ばすために要するコストができるだけ低いものが効率的な医療とされ，優先順位が高くなるという考え方です。英国では，国立医療技術評価機構（National Institute for Health and Care Excellence；NICE）が国民保健サービス（National Health Service；NHS）に対して，1QALYあたりに認めるコストを目安として提示しています。

しかし，QALYを用いた費用対効果によって治療の優先順位を決めた場合，例えば，虫垂炎の手術よりも，歯科治療のほうが，優先順位が高くなってしまいます[*2]。したがって，QALYの考え方には，治療をしなければ生命に関わる疾患についての配慮がなされていないという問題点があります。また，高齢者は余命が短いため，同一疾患における介入であっても，得られるQALY値は若年者に比べて低くなってしまうという問題点もあります。

例えば，歯科治療の場合，費用38.1ドルを［治療により得られる効果0.08QALY×利益を見込める期間4年］で割ると，費用対効果は約119.1

子宮外妊娠の手術の場合，費用4,015ドルを［治療により得られる効果

*2：オレゴン州におけるQALYを用いた費用対効果の試算

0.71QALY×利益を見込める期間48年]で割ると，費用対効果は117.8。

虫垂炎の手術の場合，費用5,744ドルを［治療により得られる効果0.97QALY×利益を見込める期間48年］で割ると，費用対効果は約123.4となります。

2 トリアージ

戦場における医療・災害医療など，多くの人々が同時に負傷する場合に，限られた人的および物質的資源を有効活用し，できるだけ多くの負傷者を救助しようとする考え方です。治療の必要性・緊急性に応じて，患者は赤・黄・緑・黒の4つに分類されます。赤は生命を救うためただちに処置を要する重症の最優先治療群，黄はバイタルサインが安定しており多少待機ができる中等症群，緑は専門医の治療を要しない軽症群，黒は死亡群です。一般的には，赤・黄・緑の順に搬送・治療がなされますが，歴史的には戦場では「戦線に復帰できる早さに応じて治療をする」という価値が優先されたこともありました。

倫理的助言

Case 7-1は，年齢だけが異なる2人の女性のうち，どちらに透析を受けさせるのかという問いでしたが，Case 7-2は，年齢，職業，性別，収入，社会的地位，家族構成など多くの条件が異なる人々の中から選ぶという，より複雑で大変困難な問いです。

「等しいものは等しく」という原則の形式的基準だけでは，具体的に決めることが難しく，「〇〇に応じて…」という具体的（実質的）基準が必要となります。では，どのような基準が想定されるのでしょうか。例えば，「ニーズに応じて」「待機時間（順番）に応じて」「病気の重症度に応じて」「予後の長さに応じて」「予後のよさに応じて」「治癒能力に応じて」「年齢に応じて」「自己責任に応じて」「社会的価値に応じて」「現在の社会に対する貢献度に応じて」「将来の社会に対する貢献度に応じて」「家族からの必要度に応じて」「本人の努力に応じて」「本人の熱意に応じて」などなど，多くの基準が出てきます。実際は，これらの基準のうち，いくつかを組み合わせて決めることになりますが，どの基準を採用するのかは大きな問題です。

「神の委員会」でも，実際，以下のような会話がなされました。「遠くに住んでいるので引っ越しをしなければならないが引っ越し費用を持っていない」「まだ働くことができる」「売春婦だ」「遊び人のろくでなし」「多くの子どもがいる」「社会に貢献できる」「優れた教育を受けている」「教会活動に熱心」「性格が優れている」「道徳的にしっかりしている」「資産を持っているので死んでも家族は困らない」「子どもが3人の女性のほうが，子どもが6人の女性より再婚しやすい」などさまざまな価値が基準として引き合いに出されました。

現実には，さまざまな立場の，さまざまな価値観を持つ人々がおり，すべての人々を平等に扱うことはなかなか難しいことです。したがって，手続き的（プロセス）の公正性のためには，
- 決定の根拠やプロセスが公開されていること
- その根拠やプロセスが，多くの人々の賛同が得られていること
- 決定内容について，不服申し立ての機会が保障され，再度の話し合いやアセスメントが行われること

に留意する必要があります。そして，患者の医療上の必要性と，それによってもたらされる恩恵の大きさと程度，および他の人が被る不利益の大きさや程度に応じて，医療資源や人的資源を割り振ることになりますが，ケースごとに十分な話し合いをして，そのケースにふさわしい基準についてコンセンサスを得ておくことが重要です。

第8章 終末期医療の倫理

学習目標

- 終末期医療の倫理（Ethics for End-of-Life Care）において，医学的視点・倫理的視点・法的視点のバランスのとれた考え方ができるようにする
- ケース「家族が"本人は延命治療を望んでいなかった"と言った」という認知症の看取りのケースを用い，4分割表を作成し，何が倫理的論点かを考えてみる
- 終末期における適切な医学的アセスメントの重要性を理解する
- 「本人意思」に関する倫理的論点を理解する
- 「代理判断」に関する倫理的論点を理解する
- 「適切な代理判断者」の要件（医学的情報，患者の価値観人生観の認識，患者の立場にたった真摯な考慮）を理解する
- 「適切な代理判断の手順」（①事前指示の尊重，②代行判断，③最善の利益判断）を理解する
- 家族による代理判断の法的意義，および川崎協同病院事件判決を理解する
- 緩和ケアの概念，およびその重要性について理解する
- アドバンス・ケア・プランニングの重要性を理解する：終末期医療に関する倫理的諸問題は，今後，これらの問題を，社会全体（患者・家族，医療，介護）で事前に考えておくこと（アドバンス・ケア・プランニング）によって，よりよい解決に向かう可能性がある。具体的には，"患者"サイドでは事前指示の普及，"医療"サイドではDNAR指示（POLST）を適切に作成すること。"介護"の領域では「看取りの意思確認書」を倫理的に適切な手続きで作成することである

▶Case 8 家族が「本人は延命治療を望んでいなかった」と言ったケース

　Aさん（78歳男性）は，アルツハイマー型認知症（FAST分類6）で，施設に入所中です。最近，十分に飲んだり食べたりできません。長男は「本人は延命治療を望んでいなかった。自然のままで…」と言って施設での看取りを希望しましたが，遠方に住んでいる長女は「命は大切なので，何とか少しでも長く生きられるように」と点滴などの治療を希望し，意見が対立しました。結局，施設長の「そのまま看取ったほうが，本人の幸せですよ」という助言で，長男の主張通り，そのまま看取ることになり，ケアスタッフは身体清

潔と経口摂取に努力しました。最初の1週間は少量ながら経口摂取ができましたが、2週目は水分のみ200〜300mL/日と減少していき、4週目に「老衰」という診断のもと、亡くなりました。ケアスタッフは、本人と家族の意思が尊重され、穏やかに家族に見守られ、最期の瞬間まで、その人らしく、尊厳のある自然な看取りを支援することができたと考えています。

Keywords 看取り、延命治療の差し控え・中止、リビングウィル、持続的代理決定委任状（DPA）、自律尊重原則、インフォームド・コンセント、意思決定能力、代理判断、代理判断者、事前指示、代行判断、最善の利益判断、人生の最終段階における医療の決定プロセスに関するガイドライン（2015年3月）、東海大学事件、川崎協同病院事件、緩和ケア、アドバンス・ケア・プランニング

Discussion

Q1 もし、Aさんがあなたの父親だとしたら、あなたは、そのまま看取りますか？ あるいは点滴や経管栄養などを希望しますか？

Q2 Aさんは看取ってよい終末期と言えますか？ Aさんの医学的病態について、適切に評価するためには、どうすればよいと考えますか？

Q3 本人の意思「延命治療を望まない」について、あなたはどう考えますか？

Q4 長男は、本人Aさんの代わりに判断するのに適任者だと思いますか？

Q5 家族（長男）の代理判断について、あなたはどう考えますか？ 長女との意見の対立については、どのように考えますか？

【4分割表の作成―ケースを理解する―】

まず、ケースを理解するために「4分割表」をつくってみます（図8-1）。倫理的問題を考えることは、さまざまな職種の人たちが、同じ土俵で話し合う多職種協働的作業ですので、ケースの事実について、正しく理解し、共通認識をもつことが大変重要です。正しい「事実認識」がなければ、正しい「倫理的判断」を導くことはできません。ケースを4分割表（**医学的事項、患者の意向、QOL、周囲の状況**）に分けて整理・理解をします。初学者の方は、**医学的事項、患者の意向、家族に関すること、周囲の状況**に分けて、整理してみてください。

医学的事項	患者の意向	医学的事項	本人の意向など

QOL	周囲の状況	家族に関わること	その他 (関係者・周囲の状況)

医学的事項	本人の意向など
・78歳男性・施設入所中 ・アルツハイマー型認知症（FAST分類6） ・最近，摂食不良 ・1週目：少量経口摂取 ・2週目：水分のみ200〜300mL/日摂取 ・人工的水分栄養補給（－），自然のまま ・4週目：「老衰」という診断で死亡	・本人は，直接意思表明していない ・長男は「本人は延命治療を望んでいなかった」と言った

家族に関わること	その他（関係者・周囲の状況）
長男「本人は延命治療を望んでいなかった」 ・施設での看取りを希望 ・経口摂取が減少しても，「自然のままで…」 ・胃ろうや点滴を拒否 長女「命は大切。少しでも長生きしてほしい。点滴や経管栄養を希望」 ・施設長の助言を受け入れ，そのまま看取ることに納得した ・2人で最期を看取った	ケアスタッフ ・長男の言葉「本人は延命治療を望んでいなかった」を信じた ・長男の意向通り，施設で看取ることにした ・施設長も看取りに賛成 ・身体清潔と経口摂取の努力をした ・本人と家族の意向が尊重された看取りだった ・家族に見守られ，穏やかな最期だった ・自然で尊厳のある看取りを支援でき満足

図 8-1　4分割表―終末期医療の倫理

I 医学的アセスメント

「終末期医療の倫理」においては，医学的視点，倫理的視点，法的視点のバランスのとれた考え方ができるようにすることが大切です。とくに，患者が「治癒可能な病態かどうか」「看取ってよい病態かどうか」について，適切な医学的アセスメントをすることは基本となります。

医学的アセスメントとしては，一般的に，「その患者さんは終末期と言えるのか」「提案されている治療は役立たない（無益）か」といったことを評価することになりますが，「終末期」の判断は，疾患ごと異なり容易ではありません。さ

らに，終末期の判断や治療の無益性の評価は，医学的事実だけでなく，人生の最終段階（end of life）において患者本人が「どのようなQOLを望んでいるのか」，あるいは「どのような治療目標を持っているのか」によっても変わってきますので，ますます複雑です。それぞれのケースごと丁寧に評価する必要があります。すなわち，「その時に」「その人にとって」「その状況下で」何が最もふさわしい医療なのかについて，医療ケアチーム内で十分に話し合うことです。

Case 8 について考えてみましょう。アルツハイマー型認知症は進行性・不可逆性疾患ですので，他疾患に比べて比較的終末期の判断が容易であり，一般的にアルツハイマー型認知症の終末期はFAST分類7（d～f）〔7d：着座能力の喪失，7e：笑う能力の喪失，7f：混迷・昏睡〕だと言われています。Aさんはアルツハイマー型認知症FAST分類6でしたので，アルツハイマー型認知症単独では終末期と判断することはできません。したがって，〔アルツハイマー型認知症FAST分類6＋摂食障害の原因α〕が終末期と言えるのかどうか，医療者の適切な評価が必要です。

高齢者は，しばしば「食が細くなった」「食べられない」などの摂食不良の状態に陥りやすいですが，「なぜ，食べられなくなったのか」「原因疾患は何か」「それは可逆性か・不可逆性か」について適切な医学的アセスメントをしないと，必要な治療までおざなりにされる可能性が出てきてしまいます。

II 本人の意思に関すること

Case 8 において，Aさんの長男が「本人は延命治療を望んでいなかった」と言ったことを受けて，そのままAさんの意向として言葉通りに看取ってしまってよいのかどうかについて考えてみましょう。このケースにおいては，本人の意思に関することで，以下の倫理的論点があります。

①Aさんが「延命治療を望んでいない」と言った時点で，Aさんには自己決定することができる「意思決定能力」はあったのか（⇒意思決定能力があって初めて自己決定の権利が保障される）
②治療拒否は，Bさんの真意か（⇒何気なく発した言葉ではないのか）
③その意思は，変化していないか
④食べられなくなる事態を予測して十分な情報が与えられていたのか（⇒インフォームド・コンセントに関わる問題）

1 本人の意思を尊重することの重要性

患者本人に意思決定能力があり，意思表明できる場合には，自己決定の権利が保障されます（自律尊重原則）。したがって，まず，自己決定するための意思決定能力があるかどうかを適切に評価することが必要です。意思決定能力があるというためには，①選択の表明，②情報の理解，③状況の認識，④論理的思

考の4つの構成要素を満たすことが必要です（第2章Ⅲ「倫理4原則」参照）。

　また，認知症だからといって，すべてが自己決定不可能とは言えません。軽度認知症の人は自己決定できることがたくさんありますし，中等度認知症でも，課題によっては自己決定できる場合もあります。つまり，意思決定能力は「特定の課題ごと」「経時的に」「選択の結果の重大性」に応じて変わりますので，意思決定能力を先入観をもって固定的に考えてはいけませんし，残存能力を引き出す努力を惜しまないことが大切です。

　意思決定能力があると評価された場合には，どのような終末期医療ケアを望むのかということについて，本人の意向を尊重することが大切です。また，意思決定能力が不十分な場合（ボーダーライン）でも，必要以上に自己決定の権利を奪わないために，本人の意向をできる限り尊重できるように意思決定の支援（shared decision making：共有された意思決定）をする必要があります。

2 インフォームド・コンセント（第3章Ⅱ「インフォームド・コンセント」参照）

　医療ケアにおける自己決定の保障は，自律尊重原則によって保障されているだけでなく，多くの判例の積み重ねによってインフォームド・コンセントの法理として確立しています。インフォームド・コンセントは，自分の受ける医療やケアについて「知る権利」と「選択する権利」を保障するものであり，①情報の開示，②理解，③自発性，④意思決定能力，⑤同意，の5つの構成要素から成り立っています。したがって，医療者が，Aさんが食べられなくなる事態について十分な情報を提供し，それについて，患者本人が理解し，自発的に，真意として同意することが必要です。

　すなわち，インフォームド・コンセントは，ただ，単に，患者から書類にサインをもらうためのものではなく，その真髄は，患者とディスカッション（対話）をし，患者から同意を得る「対話のプロセスそのもの」だということです。

3 事前指示

　事前指示とは，本人に意思決定能力があるうちに，自分自身で，将来の終末期医療ケアなどについて，前もって指示しておくことです。事前指示は，現在意思表示ができない人の「かつての自己決定権」を延長し，尊重することになります。実際，患者の意向を尊重したよりよいアドバンス・ケア・プランニングをするためには，患者本人が事前指示をしておくことが重要です。

　では，「延命治療を望まない」と言ったAさんの言葉は，事前指示として有効でしょうか。患者の意向を尊重したアドバンス・ケア・プランニングのためには，本人の事前指示が役立ちますが，事前指示にもいくつかの問題点があります。①病気・治療の内容について，十分想定・理解していない場合，②現時点の意思ではなく，事前（以前）の意思である（治療法の進歩・本人の考え方の変化がある），③客観的にみて現時点の患者の最善の利益に合致していない場

合，などです。しかし，これらの事前指示の欠点も，適切な情報提供とコミュニケーション，定期的な再評価，適切な代理判断者を指名することで補える可能性があり，事前指示の有用性を凌駕するものではありません。

III 代理判断に関わる倫理的論点

1 誰が適切な代理判断者か

1)「誰が代理判断者になるのか」によって決定内容が大きく変わってくる

患者本人に意思決定能力がない場合には，家族らによる代理判断が行われます。そこで，「誰が代理判断者になるのか？」は，それによって決定内容が大きく変わってきますので大きな問題です。「適切な家族」が，代理判断をすることによって，初めて「よい判断」ができることになります。Case 8 の A さんの場合にも，長男と長女では決定内容が大きく異なっていました。

また，欧米の「個人を中心とした自己決定」に対して，日本における自己決定は，その家族制度の伝統により，「家族という関係性の中での自己決定」が多くなる傾向にあります。そして，実際，家族の治療やケアへの協力や配慮が，結果として患者本人の利益ともなります。しかし，また反対に，高齢者に対する虐待や利益相反，介護負担などが問題となっている現状もあり，家族が，必ずしも患者本人の意思や願望を反映・代弁していない場合，あるいは本人の「最善の利益」を推測できるのか疑問のある場合もあります。

2) 本人が指名した「代理判断者 proxy」と，そうでない「代理判断者 surrogate」

代理判断者には，事前に本人の意思で指名した「proxy」と，代理判断する人一般を指す「surrogate」があります。同じ代理判断者でも「proxy」と「surrogate」では，倫理的意味合いが異なります。本人が，まだ意思決定能力があるうちに，自分の意思で指名した代理判断者 proxy は，自分自身の自己決定権を延長することになります。代理判断者 proxy は，自分と親しく，最も信頼している人を指名します。そうすることによって，代理判断者 proxy は，「その時の」「その本人にとって」「最もよい決定」をしてくれるでしょう。

本人から代理判断者 proxy の指名がなかった場合には，家族らの中の誰かが代理判断をすることになります。これが代理判断者 surrogate です。一般的には，患者本人のことを最も真摯に考えている人がなることが多いのですが，時には，家長であるという理由や，最も年長だからという理由で代理判断者 surrogate になる場合もあります。

3)「キーパーソン」の意味するところ

臨床現場では，本人に代わって決める人をしばしば「キーパーソン」と呼びますが，その役割を考えてみましょう。まず，「自己決定」は重要ですが，私たちは，決して自分のことだけを考えて決定をしているわけではなく，家族や大

切な人々のことも考えて，家族という「関係性の中での自己決定」をしています。したがって，キーパーソンは，医療ケアの方針について一人で，独断で決めるのではなく，関係者皆のコミュニケーションの中心という役割を担うことが期待されます。

そして，キーパーソン自身や家族だけの意向ではなくて，できるだけ患者の願望・価値観を理解し，尊重することが重要になります。したがって，「キーパーソン」は，可能であれば，本人が最も信頼している「本人が指名した人（代理判断者 proxy）」がなるのが理想的です。

4）家族による患者意思の推定が許される場合

したがって，家族であれば，誰でも，本人に代わって終末期医療について決めることができるというわけではありません。では，どのような家族であれば，代わりに決めることができるのでしょうか。1995年の東海大学事件判決（後述）において，家族による患者意思の推定が許されるのは，①家族が，患者の性格・価値観・人生観等について十分に知り，その意思を的確に推定しうる立場にあること，②家族が，患者の病状・治療内容・予後等について，十分な情報と正確な認識を持っていること，③家族の意思表示が，患者の立場に立ったうえで，真摯な考慮に基づいたものである場合，としています。このような条件を満たす家族であれば，患者本人の終末期医療について，本人に代わって，判断・決定をすることができると言えます。

5）医療ケア提供者は代理判断者になれない

代理判断者には患者本人が最も信頼している人であれば誰でもなれますが，例外として医療ケアを提供している人は代理判断者になることができません。医療ケア専門家は，患者や代理判断者に対して，適切かつ十分な情報を提供し，それらの人々がよりよい決定をすることができるよう支援・アドバイスをする役割を担いますが，原則的には最終判断者になることはできません。なぜなら，医療ケア専門家が終末期医療の最終判断者になってしまうと，旧態依然たる医療の体質であるパターナリズムになってしまい，患者にとって大変重要な自己決定の権利は形骸化してしまうからです。

2 代理判断の手順

本人が意思表明できない場合には，家族らによる代理判断が行われますが，この代理判断において，「適切な代理判断の手順」を踏むことが必要です。「適切な代理判断の手順」とは，①事前指示の尊重，②代行判断（本人意思の推定），③最善の利益判断となります。

1）事前指示の尊重

家族らによる代理判断の際には，本人の事前指示があれば，まず，それを尊重します。前述の通り，事前指示は，「意思決定能力が正常な人が，意思決定能力を失った場合に備えて，治療に関する指示を事前に与えておくこと」です。

その主な内容*1 は，①望む医療処置と，望まない医療処置について指示する（これを書面に表したものがリビングウィルです），②医療に関する代理判断者を指名する*2，ことから成り立っています。

通常，遺言（will）は本人が亡くなってから効力を発しますが，リビングウィルは，本人が生きているうちに効力を発する遺言（will）であるために，生前発効遺言（living will）と言います。リビングウィルは「万一，自分が末期状態になった場合，延命治療を中止・差し控える旨を，医師にあらかじめ指示する書面」です。しかし，リビングウィルが法制化されている国では，健康時（作成時）および末期（実行時）に署名が必要，すなわち末期に意思決定能力が必要となります。したがって，最後まで意識清明ながん患者などの場合には署名ができることが多いのですが，意思決定能力がなくなってしまうことの多い高齢者や認知症の場合には，リビングウィルだけでは患者の自己決定の権利を守るのに十分ではありません。

そこで，患者本人が自分自身の意思決定能力がなくなる場合に備えて，自分自身で「医療に関する代理判断者」を指名しておくことが大切になります。この代理判断者（proxy）は，末期状態の時だけでなく，本人が意思決定能力を失った場合に，本人に代わって，医療に関する決定をすることができますので，医療内容の指示であるリビングウィルより，より実践的と言えます。このように，代理判断者の指名は，自分の最も信頼している人に，自分の自己決定の権利を委ねることになります。

2) 代行判断

本人による事前指示がない場合には，代行判断を実施します。代行判断とは「現在意思決定能力がない患者が，もし当該状況において意思決定能力があるとしたら行ったであろう決定を，代理判断者がすること」です。すなわち，本人の意思を，適切に推定することを意味します。患者本人の価値観・人生観などを考慮して，それと矛盾がない判断を，代理判断者が本人に代わって行います。

3) 最善の利益判断

事前指示がなく，また本人の意思の推定さえもできない場合には，本人の「最善の利益（best interests）」に基づいて，代理判断者が今後の方針について決定をすることになります。すなわち，「本人にとって何が最もよいことなのか」「治療による患者の利益が，本当に患者の負担を上回っているのかどうか」を共感を持って考えることになりますが，実際，臨床現場を最も悩ませるのが，この最善の利益判断です。

4) 終末期医療に関するガイドライン

終末期医療を実践する場合には，その国の「終末期医療に関するガイドラインや法律」を参照しますが，日本には終末期に関する法律はありませんので，厚生労働省のガイドラインに従うことになります〔終末期医療の決定プロセスに関するガイドライン（2007年5月），人生の最終段階における医療の決定プ

---

*1：事前指示書にはさまざまな形式のものがありますが，例えば"あなたが重い病気に罹り，自分の意思を伝えることができなくなった時"，①あなたに代わって，あなたの医療やケアに関する判断・決定をしてほしい人（代理判断者）を指名すること，②あなたが望む医療処置・望まない医療処置について（リビングウィル），③あなたの残された人生を快適に過ごし，満ち足りたものにするために，どのようにしてほしいのか，④あなたの大切な人々に伝えたいこと，の4つの具体的お願いからなっている。〔箕岡真子：「私の四つのお願い」より〕

*2：米国では，持続的代理決定委任状（durable power of attorney；DPA）が各州法として規定されている。

ロセスに関するガイドライン（2015年3月）］。

　厚生労働省のガイドラインをはじめとして，世界各国の終末期医療に関するガイドラインは，大抵，前述した倫理の代理判断の手順に沿っています。まず，①患者の意思・事前意思が確認できる場合はそれを尊重し…と事前指示の尊重がきます。①が確認できない場合には，②患者の意思が家族らの話より推定できるのであれば，その推定意思を尊重し…と代行判断となり，推定できない場合には，③患者にとっての最善の利益になる医療を選択する…と最善の利益判断の順になっています。

3 「家族による代理判断」の意味すること
1）家族の代理判断における問題点

　長年，その患者と共に暮らしてきた大抵の家族は，適切な代理判断をすることができることが多いでしょう。しかし，さまざまな事情で，家族の代理判断は常に適切とは限りません。以下，「家族の代理判断」の意味するところを考えてみます。

　医療者は，家族の代理判断の際に，家族の意見は「本人の思いを代弁しているか」「本人の最善の利益を反映しているか」について注意を払う必要があります。また，家族関係についても留意する必要があります。例えば，「患者と家族の関係は良好だったか」「感情的しこりがあったりして険悪ではなかったか」「虐待はなかったのか」「年金や遺産相続などの利益相反はないのか」，さらには「介護を負担と感じ，放棄したいと思っていなかったのか」などについてです。

　また，私たちは，当然のように「ご家族の方はどう考えますか」といった問いを投げかけますが，法的には「家族の定義（範囲）」[*3]が決められているわけではありません。したがって，例えば，長年同居している法的関係のないパートナーの方が，音信不通の子どもより，親しい家族である場合もありえます。さらに，家族内で，意見がまとまらず，不一致がある場合もしばしばあります。

2）家族による同意（代理判断）の法的意味合い

　また，臨床現場では，家族の意見や同意は当然のように受け入れなければならないと思われがちですが，法的には必ずしもそうとは言えません。

　「医療同意」は，法的には「法律行為ではない」と考えられています。法的には，「医療同意」は「一身専属的法益への侵害に対する承認」であると言われています。したがって，「家族らによる同意は，本人の同意権の代行にすぎず，第三者（家族）に同意権を付与しているものではない」とされています。

　法律の表現は難解ですので，少しかみ砕いてみます。人は皆，それぞれに医療に対する同意権という権利を持っています。この同意権という権利を，本人が意思表明できなくなっても，家族に委譲したわけではないということです。家族は単に，本人に代わって同意しているだけであって，本人の同意権という権利を委譲してもらって同意しているわけではありません。同意権はあくまで，

*3：家族は一般的には，「婚姻によって結びつけられている夫婦，およびその夫婦と血縁関係のある人々」であるが，その定義が法律上正確に決められているものではない。親族は，民法上の定義は，「配偶者，六親等内の血族，三親等内の姻族」（民法第725条）である。遺族は，厚生年金保険法では，「配偶者，子，父母，孫，祖父母」（第59条），国民年金法「配偶者，子」（第37条の2）と，法律ごとに決められている。そのため，家族，親族，遺族は，相互互換的に使われたり，医療者が考える家族の範囲と当事者が考える範囲とが異なる場合が起こる（例えば，内縁等）。

本人にのみ属する権利であると法的には考えられています。

　このような同意権の法的意味を考えると，家族の同意・代理判断したことを，すべて受け入れるべきだということには必ずしもならないということになります。その同意した内容の適切性について，正しく評価がなされる必要があります。

3）家族の判断は「家族自身の願望・都合ではないのか？」

　前述のように，「本人の医療への同意権」は家族に委譲したものではないため，家族が何でも好きなように決めてよいということにはなりません。つまり，家族らによる代諾は，本人に意思能力がないケースで，あくまで，本人の利益のためになされる，あるいは本人の不利益にならないようになされる場合のみ正当化されます。したがって，医療者は，終末期医療に関する家族の代理判断は適切なのかどうかを，立ち止まってしっかり考えなくてはなりません。適切な代理判断とは，本人の価値観や意向を適正に反映したものでなくてはならず，ただ単に家族だからといって，当然のように何でも自由に決めることはできないということになります。

　そこで，医療者は，家族の話（判断）を，「本当に患者本人の意思を推定あるいは反映しているのか？」，「もしかしたらそれは家族自身の願望とか都合ではないのか？」，という微妙な倫理的違いに注意して聞く必要があります。

4）川崎協同病院事件

　川崎協同病院事件の控訴審判決では，家族の意見をそのまま採用することに慎重な姿勢をみせています。

【事件概要】被告人医師（呼吸器内科部長，43歳）。患者（58歳）は気管支喘息重積発作に伴う低酸素性脳症で意識が回復しないまま入院中である。患者の妻より気管内チューブを抜いてほしいとの依頼があった。医師は，家族へ「気管内チューブを抜くことは看取ることになる」と説明した。その時家族らは無言でうなずいたので，被告人医師は「自然なかたちで看取ろう」と決心した。気管内チューブを抜き死を待ったが，被害者は苦悶を呈したため，鎮静剤投与するも効果不十分であり苦しそうであった。医師は，その場に居合わせた幼児を含む家族らに，このような状態を見せ続けることは好ましくないと考えた。そして，事情を知らない准看護師に，筋弛緩剤を静脈注射させ，被害者を呼吸筋麻痺による窒息にて死亡させた。

【判決概要】医師は殺人罪で起訴され，第1審判決は懲役3年・執行猶予5年でした。その後，2007年の高裁判決（控訴審）において，家族の意見をそのまま採用することに慎重な姿勢をみせている判決部分がありますので要約してみます。

　　『「家族は患者の自己決定の代行ができるか」については，前述のごとく，家族の同意は，本人の同意権の代行にすぎず，家族に同意権を付与しているものではないため不可ということ。では，「家族は患者の意思推定ができるか」これもフィクションになる可能性があるということ。したがって，

家族の意思を重視することは必要だが，家族の経済的・精神的負担の回避という思惑が入る危険がある。自己決定権という権利行使により治療中止を適法とするのであれば，このような事情の介入は，「患者による自己決定」ではなく，「家族による自己決定」となるので否定せざるを得ない』

　以上のように述べられています。家族の意思や代理判断の意味を考えるうえで，大いに参考になると思います。

5）家族との面談の仕方

　日常臨床の場面で医療者は，患者本人が決めることができない場合には，「ご家族の方，どうされますか？」「ご家族はどう思われますか？」「ご家族で決めてください」などと，しばしば問いかけることがあります。しかし，これは法的視点から厳密に言うと，どうも必ずしも正しい問いかけ方ではないようです。

　家族との面談の真の意義は，家族を「通じて」，本人の意向や考え方を知ることなのです。もちろん，家族の治療やケアへの協力は，患者本人に大変役立つことなので，家族の意向・願望・都合をできるだけ尊重することはよいことですが，それが第一義ではないということです。

　本人が意思表明できない時には，家族が決めることは必ずしもわるいことではありませんし，実際，家族が決めなければ，臨床の現場は立ち行かなくなってしまいます。しかし，その際には，まず，「こんな時，**ご本人だったら**，どうされるのでしょうか？　どう考えるでしょうか？」という問いを，家族に対して投げかける必要があるでしょう。

6）手続き的公正性

　終末期医療の問題は，それぞれのケースごとに個性・特徴があるため，結論は必ずしも同じにはなりません。したがって，「胃ろうをする・しない」「蘇生処置をする・しない」「人工呼吸器を使う・使わない」「自然に看取る・救命処置をする」という二者択一的な結論ではなく，問題なのは「その結論を出すためのプロセスなのだ」ということです。

　それぞれのケースに則した適切な結論を導くために，「適切な意思決定のプロセス」を踏むことが重要であり，具体的には，前述の通り「適切な代理判断者」によって，「適切な代理判断の手順」を踏むことになります。

　そして，この意思決定の手続きにおいて，「対話のプロセス」は大変重要です。手続き的公正性を確保するためには，十分なコミュニケーション，透明性，中立性に留意することです。対話の内容として，医療に関する事項と，倫理的価値に関する事項の両者が必要となります。医学的事項としては，現在の病状，将来起こりうること，治療法，その治療法による治癒の可能性などに関する情報を適切に伝える必要があります。また，倫理的価値に関する事項としては，「何を治療目標としているのか」「どのような QOL を望んでいるのか」などの患者本人の価値観・人生観を十分考慮する必要があります。

IV 緩和ケアの重要性

1 緩和ケアの定義

緩和ケアは，最初はがんの終末期において大変重要視されてきましたが，最近は，がんだけでなく，Case 8 の A さんのような認知症をはじめとする高齢者の慢性疾患に対しても，緩和ケアという概念が大変重要であると考えられるようになってきました。

緩和ケアは WHO によって，「生命を脅かす疾患に伴う問題に直面する患者と家族に対し，疼痛や身体的，心理社会的，スピリチュアルな問題を早期から正確にアセスメントし解決することにより，苦痛の予防と軽減を図り，生活の質（QOL）を向上させるためのアプローチである」と定義されています。

2 緩和ケアは，本人や家族に対する倫理的に適切な意思決定支援も含む

したがって，緩和ケア的アプローチは，「生命を脅かす疾患」に直面している患者本人だけでなく，家族に対しても重要であり，本人や家族が，倫理的に適切なよりよい意思決定をすることができるように支援することも，緩和ケアの重要な要素となり，臨床倫理と大変深い関係があります。

また，家族は，延命治療を望まないと決断した後，あるいは看取り後に感情的な苦悩を抱えることがしばしばあります。医療者には，このような家族が意思決定の際の不安や罪悪感に対処できるようにするための支援やグリーフケア（bereavement care）をすることが求められています。

3 cure sometimes-comfort always

終末期に延命治療をしないということは，決して，すべての医療やケアをやめてしまうことではありません。これは，医学的にも倫理的にも大変重要なことです。「自然な看取り」あるいは「平穏な最期」は，その人にとって無益な延命治療を差し控え・中止して，快適ケア（comfort care）中心の緩和ケアに入ることを意味します。つまり，無益な延命治療はやめても，疼痛除去などの必要な治療や，日常ケアをやめることではないということです。「常に快適なケアを！」そして「身体的・精神的苦痛を取り除くための治療は必要！」ということになります。これは，スローガン「Cure sometimes-Comfort always　時に治療―常に快適なケア」に示されているように，何が，その時の，その患者本人にとって最適な医療ケアなのかを常に考えて，「緩和ケア」を実践するということにほかなりません。

V アドバンス・ケア・プランニングの重要性

アドバンス・ケア・プランニング（advance care planning）とは，文字通

り「前もって医療ケアに関する計画を立てること」ですが，一つは「本人が意思表明できるうちに，自分の終末期医療についての考えを決めて，それに基づいて，前もって医療ケアの計画を立てること」を意味します。つまり，本人の自己決定の権利を尊重するものです。他方，本人が意思表明できない場合には，家族らの代理判断者が，「本人の意向や意思を適切に推定して，それに基づいて，前もって医療ケアの計画を立てること」を意味します。これは本人の価値観を尊重して，家族らが適切なプロセスで代理判断をすることです。

つまり，アドバンス・ケア・プランニングにおいては，その本人のために，前もって十分な対話やコミュニケーションをすることが重要だということです。これは，アドバンス・ケア・プランニングの重要性＝対話・コミュニケーションの重要性であると言い換えることもできます。事前に医療やケアの計画を立てる時に，本人を中心とした関係者間のコミュニケーション・対話が最も重要であるゆえんです。

これまで述べてきた終末期医療に関するさまざまな解決困難な倫理的問題，例えば，「本人は，本当に延命治療を望んでいなかったのか？」「家族は代理判断者（キーパーソン）として適切か？」「家族の代理判断は適切か？」「延命治療をするのか？ しないのか？」などは，日本における終末期医療に関する法の欠欠状態を鑑みる時，今後，これらの問題を，**社会全体**（①患者・家族，②医療の領域，③介護の領域）で，**「事前に」**考えておくことによって，少しでもよりよい解決の方向に向かえる可能性があります。

具体的には，①患者サイドでは，よりよいアドバンス・ケア・プランニングの実践のためには，患者が，意思決定能力のあるうちに，終末期の医療ケアに関する意向を表明しておく事前指示が有用であり，そのためには，事前指示の普及が重要です。②医療においては，病院だけでなく，今後は在宅医療においても，よりよいアドバンス・ケア・プランニングを実践するためには，医療者が蘇生不要（do not attempt resuscitation；DNAR）指示およびその他の生命維持治療に関する指示であるPOLST（physician orders for life sustaining treatment）を倫理的に適切なプロセスで作成することが重要です。③介護領域においては，よりよいアドバンス・ケア・プランニングを実践するためには，「看取りの意思確認」を，倫理的に適切なプロセスで実施することが重要です。

倫理的助言1

意思決定支援においては，まず，「患者本人による自己決定」と「家族による自己決定」とを明確に区別してください。これは，川崎協同病院事件控訴審判決でも言及されているところですが，「患者本人による自己決定」は倫理原則（自律尊重原則）あるいはインフォームド・コンセントの法理として保障されている患者の権利です。しかし，「家族による自己決定」は

「家族が，患者にこのような治療を望む…」といった家族の願望や都合だからです。もちろん，家族の意向を尊重することは重要ですが，患者の自律（autonomy）の権利という視点からは，両者は区別される必要があります。

また，家族が代理判断する際に，「患者のかつての願望」「患者の価値観に基づいて推測された願望」「患者の最善の利益」と，「家族自身の願望」について，適切に区別できるように支援することが重要です。

「患者のかつての願望」は，倫理的に適切な代理判断の手順の①である，事前指示の尊重に相当します。「患者の価値観に基づいて推測された願望」は②の代行判断です。そして，③の「患者の最善の利益」判断に続きます。

日常の臨床現場では，本人が意思表明できず，家族が代理判断をせざるを得ない状況はしばしばありますので，その際には，家族の願望・都合といった「家族による自己決定」になるのではなく，「適切な代理判断者」による，「適切な代理判断の手順」を踏んで，本人の意思・願望・価値観をきちんと反映し，「その人のために」「皆で考えよう」という姿勢が大切です。

倫理的助言2

"euthanasia（英）"は，17世紀にフランシス・ベーコン（1561～1626）によってつくられた言葉です。

最初は，ギリシア語のeu（よい）＋thanatos（死：死を擬人化した神）＝よい死（good death）を意味していましたが，次第に，ベーコンが意図した「安らかな・痛みのない幸福な死」という意味とは異なった使い方をされるようになりました。

ここで，終末期に関する議論を不毛にしないために，言葉の定義を明確にしておきたいと思います。

安楽死と自殺幇助の違い
安楽死：行為自体として，他人が関与

安楽死は，行為の主体として他人が関与し，自分自身ではもはや実行することのできなくなった患者に，身体的侵害によって直接死をもたらすことです。
①積極的安楽死；患者の命を終わらせる目的で「何かをすること」
②消極的安楽死；患者の命を終わらせる目的で「何かをしないこと」
自殺幇助：患者本人が関与する

自殺幇助とは「自殺の意図を持つものに，有形・無形の便宜を提供することによって，その意図を実現させること」です。日本では倫理的にも法的にも許容されませんが，オランダや米国のオレゴン州などでは合法とされています。

death with dignity

米国における「death with dignity」という概念は，日本で使われている「尊厳死」という言葉と異なった意味合いで用いられていることがあります。米国で「death with dignity」といった場合，①患者の意思による延命治療の差し控え・中止，②延命治療の差し控え・中止

が家族の代理判断で決定される場合だけでなく，③ aid in dying（自殺幇助），をも含んでいる場合があります。また，「aid in dying」を「assisted suicide（自殺幇助）」とみなす立場の人々もいれば，「aid in dying」は絶対に「assisted suicide」ではなく「death with dignity」の一つだとする立場の人々もいます。

日本における「尊厳死」の概念の混乱
　前述の理由で，「death with dignity」を全般的に「尊厳死」と訳すと本質を見誤ることがありますし，日本においてもさまざまな尊厳死の解釈があります。①無駄な延命治療を打ち切って自然な死を望むこと，②人工延命治療を拒否し，医師は患者を死にゆくに任せることを許容すること，③「無意味な延命治療の拒否」「苦痛を最大限に緩和する措置の希望」「植物状態に陥った場合における生命維持装置の拒否」，④「無駄な延命治療…」という言葉そのものに，その行為に対する価値判断を含むことになるので，「尊厳死」＝消極的安楽死と解釈する立場，⑤本人の意思・価値観を尊重した「その人らしい生き方（死に方）」が尊厳死であるとする立場などです。
　詳細は，日本臨床倫理学会ホームページのクイックレスポンス部会，『アメリカオレゴン州ブリタニー・メイナードのケース』を参照してください（http://square.umin.ac.jp/j-ethics/topic_2_5_1.htm）。

倫理的助言3

　国内および海外の終末期に関する判例のいくつかの概要を示しておきます。

東海大学事件（日本，1995年3月28日，殺人被告事件）
　本判決の主論は「積極的安楽死」に関するものですが，判決中に傍論（obiter dictum：法的拘束力のない，判決の付随的意見）として**治療行為の中止・差し控えの3要件**が示されています。
【事件概要】多発性骨髄腫の患者に対して，家族より「治療中止」の要請があり，被告人内科医はすべての治療を中止した。さらに長男から「早く楽にさせてやってください」と要請があり，それに対してジアゼパム，ハロペリドールおよびベラパミル，塩化カリウムを注射して死亡させた（積極的安楽死）。
【判決主論】積極的安楽死の4要件が示された。（しかし，倫理的立場からは，4要件が満たされても積極的安楽死は許容されないと思われる。）
【判決傍論】横浜地裁は，治療行為の中止は「意味のない治療を打ち切って人間としての尊厳を保って自然な死を迎えたいという，患者の自己決定を尊重すべきである」との患者の自己決定権の理論と，そうした意味のない治療行為までを行うことはもはや義務ではないという，医師の治療義務の限界を根拠に，一定の要件のもとに許容されるとしている。
　①患者が治癒不可能な病気に冒され，回復の見込みがなく，死が避けられない末期状態にある
　②治療行為の中止を求める患者の意思表示が存在し，それは治療行為の中止を行う時点で

存在すること（意思表示は条件を満たす家族による患者の意思の推定が許される。第8章 p71参照）

③治療行為の中止の対象となる措置は，薬物投与，化学療法，人工透析，人工呼吸器，輸血，栄養・水分補給など，疾病を治療するための治療措置及び対症療法である治療措置，さらには生命維持のための治療措置など，すべてが対象となってもよい。しかし，どのような措置をいつの時点で中止するかは，死期の切迫の程度，当該措置の中止による死期への影響の程度等を考慮して，医学的にもはや無意味であるとの適正さを判断し，自然の死を迎えさせるという目的に沿って決定されるべきである。

カレン・クィンラン裁判（米国，1976年）

【事件概要】遷延性植物状態であったカレン氏の人工呼吸器取り外しを，父親が彼女の以前の意向に沿って求めた事例。医師側の「人工呼吸器抜去は医療の慣習・標準的医療行為にそぐわない」という主張と対立した。

【判決概要】ニュージャージー州最高裁は，「本人のプライバシー権には治療を拒否する権利も含まれ，死にゆく過程を引き延ばすだけの延命治療を拒否できる。また，第三者の視点を取り入れた倫理委員会と家族・医療関係者の合意がある場合は，今後，延命治療に関する意思決定を裁判所に仰ぐ必要はない」とした。

ウィリアム・バートリンク裁判（米国，1984年）

【事件概要】慢性閉塞性肺疾患に肺がんを合併したバートリンク氏は，さらに気胸による呼吸困難のために人工呼吸器を装着したが，本人が取り外しを要求し，リビングウィルとDPA持続的代理委任状に署名，自分のさまざまな要望を明確に告げた。家族も同意した。しかし，病院が人工呼吸器取り外しを拒否し，対立することになった。

【判決概要】控訴審判決では，「自分の受ける医療についての自己決定権の優先順位が，病院や医師の意向よりも低く位置付けられるならば，その権利には何の意味もなくなる」とし，治療を拒否するという患者の意思は尊重されなければならないとした。

ナンシー・クルーザン裁判（米国，1990年）

これは連邦最高裁が初めて下した判決である。

【事件概要】交通事故後に，遷延性植物状態となったクルーザン氏（33歳）に胃ろうが造設されたが，「植物状態で生き続けたくない」という本人の願望をかなえるため，両親が経管栄養を中止するよう要請した。

【判決概要】連邦最高裁の多数意見（5名）は，ミズーリ州が口頭事前指示不可であるという手続き的理由で，本人が延命拒否したという明確で厳格な書面による証拠を必要とした。しかし，少数意見（4名）には倫理的に特筆すべき意見があり，それは，「望まない治療からの自由は憲法上の基本的人権であり，判断能力がある患者だけではなく，判断能力がない患者にも適用され，人工輸液や栄養の拒否もこの範囲に含まれる」というものであった。

クルーザン裁判を契機に，事前指示（アドバンス・ディレクティブ）尊重の重要性が認識され，多くの州の議会では，「医療に関する任意代理人制度〔持続的代理決定委任状（DPA）〕に関する法律」が制定された。また，連邦法である「患者自己決定法（patient self determination act）」が，患者の事前指示に関する権利を保障するために制定された。

第9章 DNARの倫理

学習目標

- 「DNARの倫理」は、「終末期医療の倫理」の基礎の応用である
- DNAR指示の実践にあたって、これまで医療現場でどのような混乱があったかを理解し、DNAR指示に関わる倫理的論点を明らかにする
- DNAR指示の歴史的背景を知ることによって、DNAR指示の真に意味するところを理解する
- DNAR指示は、患者本人の自律（autonomy）に基礎を置き、本人が意思表明できない場合には、家族が倫理的に適切な代理判断の手順を踏むことの重要性を理解する（⇒日本臨床倫理学会作成指針のガイダンスのチェックシートの項目の意味することを理解する）
- DNAR指示からPOLSTになった背景を理解する

▶Case 9 DNAR指示に関してベッドサイドの各医療者で解釈が異なったケース

Aさんは、胃がん末期で経口摂取不良のため1週間前から入院中です。予後は1〜2カ月と予想されています。昨日、主治医と家族でDNARについて合意しました。その後、Aさんは突然の吐血で急変し、主治医と研修医による応急処置が行われました。Aさんの意識は清明です。以下、ベッドサイドでの会話です。

研修医：貧血がだいぶひどいようです。
主治医：輸血をしよう。
研修医：えっ！ DNARなのに輸血するんですか？
看護師：私も、DNARなのに、抗菌薬を投与するのはおかしいと思っていました。
その後、Aさんの血圧が下がり、再度急変。
主治医：昇圧剤準備して！
研修医・看護師：でも、Aさん、DNARなんですよ！

Keywords DNAR指示，DNR指示，心肺蘇生術（CPR），POLST

第 9 章　DNAR の倫理

Discussion

Q1 あなたの医療機関において，DNAR 指示に関してどのような問題点がありますか？

Q2 Case 9 において，「主治医と家族で DNAR について合意した」ことについて，あなたはどう考えますか？

Q3 Case 9 において，「DNAR なのに輸血する」ことについて，あなたはどう考えますか？

Ⅰ DNAR 指示に関する問題点

　蘇生不要指示 DNAR 指示（do not attempt resuscitation）は，心肺停止（cardio pulmonary arrest；CPA）の際に，心肺蘇生術（cardio pulmonary resuscitation；CPR）を実施しない指示ですが，長年にわたって，以下のような多くの問題点がありました。

1 臨床現場における混乱

　多くの病院で日常的に DNAR 指示が出されています。しかし，DNAR 指示の捉え方が医療者個人個人で異なっており，患者の自己決定権の尊重がなされていなかったり，あるいは DNAR 指示によって CPR 以外の治療も制限されてしまい，実質的な「延命治療の差し控え・中止」になってしまっている可能性がありました。

　日本では，「延命治療の差し控え・中止」の事件についてはしばしばマスコミの話題にものぼり，また実際，熟慮に熟慮を重ね，なおかつ適正な手続きがなされていても，なかなか「延命治療の差し控え・中止」を簡単に実施することができないケースも多々あります。

　ところが，殊，DNAR 指示については，DNAR の捉え方が医療者個人個人で異なっており，DNAR 指示によって CPR だけでなく，他の医療処置，例えば人工呼吸器，心臓マッサージ，気管内挿管，アンビュー，人工透析，昇圧剤・抗菌薬投与，経管栄養・補液，検査，利尿剤・抗不整脈剤投与などといったさまざまな生命維持治療も制限されてしまい，実質的な延命治療の差し控え・中止となってしまっている可能性がありました。しかし，それは「DNAR だから…」，ということで，2012 年に拙著『蘇生不要指示のゆくえ―医療者のための DNAR の倫理』が上梓されるまでは（実際，多くの医療者は現場で悩みを抱えていましたが），表だって倫理的な問題提起がなされてきませんでした。このよ

うにDNARという言葉が一人歩きをしてしまっていた現状があり，DNAR指示についてのコンセンサスが得られているとは言えませんでした。残念ながら「DNARという言葉だけが，米国から輸入されて，各自，自己流で，DNAR指示を実践している」という実態になってしまっていました。

2 DNAR指示に関する倫理的論点

2012年当時の現場の医療者の声をいくつか示してみます。

看護師：この患者さんは，DNAR指示が出ているのですから，輸血をしたり，抗菌薬を投与する必要があるのですか？

看護師：患者の意思が不明であるのに，医師と家族でDNARを決定し，電子カルテ上に表示されていることが現場ではよくあります。

医　師：主治医と家族の話し合いでDNAR指示を出すが，倫理カンファレンスなど第三者的視点は取り入れられてこなかった。

看護師：DNARという言葉は，日常臨床において，しばしば使われているという現実があります。そして，DNARとなると，漫然とこの患者さんはそんなに積極的に治療をしなくてもよいというイメージを医療関係者に与えています。DNARだから"もういい"というイメージ…。

医　師：これから，まだ何らかの治療をしようとしている時には，治療に対する意欲や希望を奪うようで，DNARについては，なかなか言い出せない…。

これらの現場の医療者の声からもわかるように，DNAR指示によってCPR以外の他の医療処置までもが差し控えられているケースだけでなく，医療者と家族だけで決定しているケース，すでに本人が意思表明できないケースなど，臨床現場の現状からあがってきたDNAR指示に関する倫理的論点には以下があります。

①DNAR指示は，誰が決めるのか？
②DNAR指示は，いつ出すのか？
③DNAR指示によって，差し控えられたり，中止される医療的処置の内容とは？
④DNAR指示を出すための適切なプロセスとはどのようなものか？
⑤DNAR指示後の適切な医療ケアとは

II DNRとDNARは同じ？　違う？

蘇生不要指示DNR指示（do not resuscitate），あるいはDNAR指示は，「疾病の末期に，救命の可能性がない患者に対して，本人または家族の要望によって，心肺蘇生術を行わないことを指す。これに基づいて医師が指示する場合をDNAR指示という」ものです（日救急医会誌，1995）。

では，DNRはDNARを略したものなのでしょうか。実は，この2つは底を

流れているものが少し違います。英語で"Do not …."という時には，「できることをするな」「やろうとすれば，できることをするな」ということです。つまり，DNR指示という場合には，その患者は蘇生の可能性があるというニュアンスが含まれています。それに対して，英語で"do not attempt …."という時には，「できないことを，やろうとするな」ということです。つまり，DNAR指示の場合には，その患者は蘇生の可能性が「少ない」あるいは「ない」というニュアンスになります。このDNARという用語は2000年から正式に用いられるようになりました。

III DNAR指示の歴史

ここで，DNAR指示の概念について，より正しく深く理解するために，DNAR指示の歴史を見てみます。

1960年代：臨床現場でCPRの有効性が認められ，CPA時にCPRを実施することが一般的になりました。

1960年後半：このようなCPRのむやみな実施に対して懸念が報告され始めました。その結果，実際，医療者がCPRを不要と考えるケースでは，医療従事者間での内々の指示としてDNAR指示が行われ，患者の意思の尊重がなされていませんでした。例えば，引き継ぎの際に，口頭で伝えられたり，カルテに略語が暗号のように書かれていたりという事態が日常的に行われるようになっていました。

1970年代：そのような内々で，略語・暗号のような内密のDNAR指示は倫理的に不適切ということで，CPRを実施しないフォーマル（公正・正式）な手続きが求められるようになり，AMA（American Medical Association）は1974に最初の指針を作成しました。

1983年：米国大統領委員会は，DNAR指示は患者の自己決定を基本とするとしました。

1988年：ニューヨーク州がDNAR指示に関する最初の法律を制定しました。

1991年：連邦法である患者自己決定権法（Patient Self-Determination Act）が施行され，同年，AMAが再度DNARに関する指針を発表しました（次節参照）。

1991年：ジョージア州・イリノイ州・モンタナ州などがDNARに関する法律を制定しました。

このようなDNARの歴史をみて，あなたの医療機関の現状について考えてみてください。例えば医療従事者間で内々の指示が行われているのであれば，米国の1960年代後半と同じになってしまいますし，患者の自己決定権に配慮していなければ1990年より前の状況と同じということになってしまいます。

IV AMAのDNAR指示に関する指針

　　1991年のAMAのDNAR指示に関する指針は，各医療機関が，適切な蘇生（DNAR）に関する指針を作成することができるようにするための基本姿勢を示しており，8つの柱からなっています。
①CPRは標準的治療手技であり，その実施を基本前提とする
②心停止の可能性について事前に患者と話し合う
③意思決定が不可能な患者のDNAR指示は，患者の意向や最善の利益に基づいて決定する
④医師は，患者または代理判断者の意向を尊重する
⑤心肺機能の回復が望めない場合は，蘇生処置を無益と判断する
⑥DNAR指示はカルテに記載する
⑦CPR以外の治療方針に影響を与えてはならない
⑧DNAR指針は定期的に評価し，適宜変更する
　　この，AMAのガイドラインやDNARの歴史を見てみると，DNAR指示とは，まさに，患者の自己決定権に基礎を置いた，CPRに関する患者の事前指示に沿って，医師が出すオーダーだということが理解できると思います。

V DNARからPOLSTへ

　　前述のAMAによる指針において，⑦CPR以外の治療方針に影響を与えてはならない，とされたDNAR指示ですが，実際の臨床現場では，医療者によって，想定している蘇生の内容は異なっていました。DNAR指示によって，CPR以外の生命維持治療（昇圧剤・輸液・抗不整脈剤・抗菌薬など）に対して消極的になっていたり，あるいは実際に制限されていたりという現実がありました。
　　そこで，CPRだけでなく，他の延命治療に関する具体的指示の必要性が認識され，CPRに関してはDNARからno CPRへ，そしてその他の治療法については，詳細で具体的な指示をするPOLST（physician orders for life sustaining treatment），あるいはMOLST（medical orders for life sustaining treatment）が提唱されました。

VI 日本臨床倫理学会の指針

　　日本臨床論理学会では，このようなDNAR指示実践に関する混乱を改善するためにワーキンググループを発足させ，「**基本姿勢**」「**書式**」「**ガイダンス**」を発表しました。
　　日本臨床倫理学会の指針もPOLSTの概念を採用し，そのタイトルは『POLST（DNAR指示を含む）作成指針』です（巻末の付録を参照）。また，サブタイトル

は，包括的定義のできない「終末期の患者」という文言は使用せず，『「生命を脅かす疾患」に直面している患者の医療処置（蘇生処置を含む）に関する医師による指示書』としました。

1 基本姿勢

日本臨床倫理学会の臨床実践に対する基本理念として，患者の自律（autonomy）を尊重することによって適切な医療の意思決定プロセスを確保し，よりよい医療者─患者関係を築くことがあげられます。したがって，倫理の観点から医療の質の向上を図るとともに，医療現場の現状に即して，実際に現場で使える指針を作成することを目指しました。DNAR 指示によって，提供される医療の質を落としてはなりませんが，それは「その患者にとって」「その時点で」「最もふさわしい医療ケア」を患者とともに考え，緩和ケア的アプローチを含めて提供することを意味します。本指針は，DNAR 指示作成を，医療者と患者・家族の両者の協働作業（プロセス）として捉え，そのうえで，そのプロセスが公正であるための方策について提言をしています。

2 書式

1) ヘッドページ

最初のページは，医師および患者（代理判断者）のサインからなります。

POLST（DNAR 指示）は，医師による正式な医療指示（physician's order）であり，患者の願望である事前指示（patient's instruction）と混同しないように注意が必要です。

2) セクション A：心肺停止の場合

心肺蘇生術（CPR）について 1 つを選びます。
□ すべての心肺蘇生術を実施してください Resuscitate（Full Code）
□ 心肺蘇生術を実施しないでください Do Not Attempt Resuscitation

3) セクション B：心肺停止の状態ではない場合

生命を脅かす疾患に直面しているが，CPA の状態ではない（脈拍が触知したり，呼吸をしている）場合，以下より 1 つを選びます。
□ 苦痛緩和を最優先とする医療処置（a）：緩和ケア的処置（Comfort Measures）
□ 非侵襲的医療処置（b）：心臓モニタリングおよび投薬（経口・経静脈）処置など
□ 侵襲的医療も含む医療処置 Full Treatment（c）：気管内挿管・人工呼吸器，除細動など

4) セクション C：その他の医療処置

人工的水分栄養補給，抗菌薬・血液製剤の投与および人工透析などについての実施の可否を指示します。

5) セクション D：患者による事前指示

6) セクション E：変更・更新（確認）した日

表9-1　POLST（DNAR指示を含む）作成のプロセスにおけるチェックリスト概要

①POLST（DNAR指示を含む）作成に際して，患者本人・家族（関係者）および医療ケアチーム内で十分なコミュニケーションがなされていますか？	☐
②今後の医療について，患者本人の意思は尊重されていますか？	☐
患者の自己決定することができる「意思決定能力」の有無の確認	☐
患者に意思決定能力があれば，医師は，原則として患者の意向を尊重する	☐
治療方針やCPAの可能性について事前および作成後に患者と話し合う	☐
③患者本人が意思表明できない場合の代理判断：家族および近親者の考えを尊重していますか？	☐
【代理判断者について】	
家族らは，代理判断者として適切ですか？	☐
・代理判断者は，患者の性格・価値観・人生観等について十分に知り，その意思を的確に推定することができますか？	☐
・代理判断者は，患者の病状・治療内容・予後等について，十分な情報と正確な認識を持っていますか？	☐
・代理判断者の意思表示は，患者の立場に立ったうえで，真摯な考慮に基づいたものですか？	☐
【代理判断の内容の適切性について】	
家族ら（代理判断者）は，患者のかつての願望（事前指示）を尊重していますか？	☐
家族ら（代理判断者）は，患者の意思を適切に推定していますか？	☐
家族ら（代理判断者）は，患者の最善の利益について配慮していますか？	☐
家族ら（代理判断者）は，患者と利益相反はありませんか？	☐
家族ら（関係者）内で，意見の相違はありませんか？	☐
医師は，家族らの代理判断者の考え方や意向（家族自身の願望）も十分聴取し，可能な限り尊重します。しかし「家族らの願望」は，「患者本人の願望」を上回るものではありません。	☐
④POLST（DNAR指示を含む）に関する医学的事項	☐
⑤POLST（DNAR指示を含む）指示作成の手続きについて	☐
⑥POLST（DNAR指示を含む）後の配慮（緩和ケアなど）	☐

（詳細は巻末の付録2を参照してください。）

3 ガイダンス

倫理的に適切な意思決定プロセスを踏んで「書式」を記入するために，6つのパートからなるチェックリスト付きのガイダンスが作成されています（表9-1）。

倫理的助言

「DNARの倫理」は，「終末期医療の倫理」の応用となります。日本臨床倫理学会による指針のガイダンスをみる際には，もう一度，第8章の終末期医療の倫理の基礎の**「本人の意思」**や**「家族による代理判断」**の部分を確認して，チェックシートにチェックを入れていくと，より理解が深まるでしょう。

第 9 章　DNAR の倫理

　また，しばしば日本人が勘違いしていることで，米国では「冷蔵庫に"蘇生はしないでほしい"という事前指示が貼ってあれば，かけつけた救急隊は蘇生をしない」ということがあります。しかし，冷蔵庫に貼って有効なのは事前指示ではないのです。冷蔵庫に，本人の「心肺蘇生を望まない」という事前指示が貼ってあっても，救急隊は蘇生を始めてしまいます。救急隊は法的に有効な「持続的 DNAR 指示」があって初めて，蘇生を開始しません。

　なぜなら，（もちろん，医療者と患者の間では事前指示を尊重することは重要ですが）事前指示は患者本人が書く私的な書類（＝patient's instruction）であり，院外の救急隊にまで効力は及ばないからです。それに対して，米国では州法によって規定された「持続的 DNAR 指示（durable DNAR order）」は医師が書く公的書類（＝physician's order）となり，院外の救急隊にも効力が及びます。

第10章 生殖補助医療の倫理

> **学習目標**
> - 生殖補助医療（人工授精・第三者提供・代理出産）の概要（日本・海外）を理解し，それらに含まれている倫理的問題を理解する
> - 代理出産における倫理的論点（代理出産契約，引き渡し拒否，引き取り拒否，着床前診断等による中絶，優生思想，代理母に関する問題，家族関係に関する問題，子どもの well-being に関する問題）を理解し，自分の考えを述べる

▶Case 10 子宮全摘手術後，代理出産を希望して渡米した夫婦のケース

　妻Aは妊娠の診断と同時に子宮頸がんが発見され，妊娠5カ月の時に広汎子宮全摘手術を受けました。しかし，挙児を諦めきれず，その2年後に代理出産依頼のため夫Bとともに渡米しました。夫妻は女性Cと代理出産契約を結び，妻Aの卵子と夫Bの精子を用いた受精卵を2度にわたってCの子宮に移植しましたが，2回とも失敗に終わりました。翌年，新たに女性Dと代理出産契約を結び移植した結果，2つの受精卵が着床し，Dは帝王切開で双子の女児を出産しました。

　その後，妻Aと夫Bは日本に戻り，市役所に2人の子どもとして双子の出生届を提出しましたが，市役所は「出産した女性を母親とする」として受理しませんでした。

Keywords　生殖補助医療，人工授精，配偶者間人工授精（AIH），非配偶者間人工授精（AID），体外受精（IVF），代理出産・代理母・借り腹，出自を知る権利，人工妊娠中絶，pro-choice・pro-life，優生保護法，優生思想，母体保護法

Discussion

Q1　あなたは，妻A夫Bの代理出産の依頼について，どう思いますか？

Q2　あなたは，代理母C，Dに関して，どのような倫理的問題があると思いますか？

Q3 あなたは、生まれた子どもたちに関して、どのような倫理的問題があると思いますか？

I 生殖補助技術（ART）

1 第三者が介入するART

不妊治療として用いられている生殖補助技術（assisted reproductive technology；ART）は、多くのカップルに福音をもたらしている反面、カップル以外の第三者が関与することによる倫理的問題や、家族関係、とくに子どもの地位に関する問題を生じる可能性があります。

ARTには、人工授精、体外受精（in vitro fertilization；IVF）、配偶子卵管内移植、顕微授精、代理出産などがあります。

人工授精は、精子を女性の子宮に注入するもので、配偶者間人工授精（artificial insemination by husband；AIH）と、非配偶者間人工授精（artificial insemination by donor；AID）に分けることができます。

これらのARTのうち、第三者が介入するものには、AID、卵子提供、代理出産があり、とくに倫理的問題を生じやすくなります。

2 第三者が介入するARTの倫理的問題点

精子や卵子、あるいは受精卵の第三者提供の場合には、「父・母は誰なのか」「生まれた子どもの出自を知る権利はどうなるのか」「独身者は利用できるのか」「夫あるいは妻が同意を撤回した場合はどうなるのか」などの問題が出てくる可能性があります。

法的には出産した女性が母親ということになりますので、Case 10 の夫婦が市役所に出生届を出しても、法的には母親はDであり、「母は妻A」としたのでは書類は受理されないということになります。

また、人工授精には、「夫の死後の凍結精子による人工授精は許されるのか」といった問題もあります。

さらに、ARTを実施した時点ではまだこの世に存在しない、これから生まれてくる子どもの人権をどのようにして守るのかという深刻な倫理的課題が存在します。

II 代理出産

1 代理母と借り腹

代理出産には、代理母と借り腹があります。代理母はサロゲート・マザーと言われ、夫と妻以外の女性との間の人工授精を指します。借り腹はホスト・マ

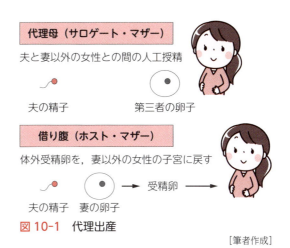

図 10-1　代理出産

［筆者作成］

ザーと言われ，妻と夫の体外受精卵を妻以外の女性の子宮に戻すことを指します（図 10-1）。

2 代理出産契約に関する倫理的問題

Case 10 の妻 A のように子宮のない女性にとって，代理出産は子どもを得るために価値のあることですが，やはり批判もあります。それは，代理出産そのものが不自然なことであり，代理出産契約も非倫理的で公序良俗に反するといったものです。例えば，以下のような代理出産契約の例があります。
- 妊娠したら薬を一切飲んではいけない
- 羊水診断を受け，胎児に障害があれば中絶すること。その場合は報酬はなし
- 流産・死産には 1,000 ドル，健康な子が生まれたら 1 万ドルを受け取る
- 出産後，ただちに養子契約にサインし，親権を放棄する
- 2 年以内に妊娠しなかったら，報酬はなし

これらの契約は，裕福な人しか代理出産契約を締結できないということになります。また，生殖ビジネスや身体の商業化といったビジネス化の問題も懸念されます。

3 代理出産する女性に関する倫理的問題

代理出産する女性に関する問題として，「女性を"道具"として利用している」「依頼者は何もリスクを負わず，代理出産する女性が妊娠や出産に伴うリスクを負う」「代理出産する人に多額の金銭が渡る」といった批判があります。また，「着床前診断・羊水染色体検査により，胎児に問題がある場合には強制的に中絶させられることがある」といった優生思想に関わる問題もあります。さらに「出産した女性が，愛情が湧き，子どもの引き渡しを拒否する」といった引き渡し拒否の問題，反対に「生まれた子に障害があった場合，依頼者夫婦が子どもの引き取りを拒否する」といった引き取り拒否の問題も生じえます。

4 家族関係に関する倫理的問題

家族関係に関する問題，とくに子どもの well-being に関する問題は重要です。例えば，代理出産は，法律上で想定されていない方法のため，親子関係の確定方法が問題となります。Case 10 においても，妻Aと夫Bからつくられた受精卵であっても，母親は出産したDとなってしまいました。したがって，家族関係が複雑になり，それは子どもの負担となり，子どもの成長に精神的影響を与える可能性がありますし，将来の相続にも問題が出るかもしれません。また，「子どもの出自を知る権利」にも配慮が必要となります。

III 人工妊娠中絶

1 中絶論争

日本では，人工妊娠中絶についてあまり大きな倫理的論点になってきませんでしたが，米国においては，倫理的論点としてだけでなく，政治的論点として大統領選挙にまで影響を与えてきました。

まず，人工妊娠中絶に関わる倫理的論点では，産む主体である女性の「産む・産まない」を決める権利と，胎児の生存する権利が対立することになります。中絶論争は，産む女性の選択権を重視する中絶擁護派（＝pro-choice）と，胎児の生命を重視する中絶反対派（＝pro-life）の対立を指します。

2 人工妊娠中絶に伴う倫理的問題

人工妊娠中絶に伴う倫理的問題点として，①胎児の道徳的地位の問題，②「女性の選択権」と「胎児の生存する権利」の対立の問題，③生命の選別の是非の問題があります。

1) 胎児の道徳的地位の問題

胎児の道徳的地位に関しては，「胎児は人か？」「いつから人か？」が論点としてあげられます。受精後8週で臓器が形成され，「胚」は「胎児」と呼ばれるようになります。母体保護法では，母体の生命・健康を保護するために，22週までは妊娠中絶ができるとしています。しかし，胎児に異常があることが中絶許可の理由とはされていません。

2) 「女性の選択権」と「胎児の生存する権利」の対立の問題

「女性の選択権」と「胎児の生存する権利」の対立については，前述したように，産む女性の選択権を重視する pro-choice（pro は賛成の意）と，胎児の生命を重視する pro-life の対立があります。

3) 生命の選別の是非

生命の選別の是非に関しては，優生上の見地から，不良な子孫の出産防止をすることの是非が問われます。現実には，出生前診断によって望まない児の出生を回避したり，多胎出産を避けるための減数手術が行われています。

優生思想（eugenic thought）とは，結婚制限や断種などによって，不適切と思われる人々を人為的に淘汰することを許容する考え方であり，その対象者には遺伝病患者だけでなく，精神障害者や犯罪者なども含まれ，歴史的には国家による強制的な優生政策の不正さが批判されたこともありました。

3 優生保護法から母体保護法へ

　1948（昭和23）年に施行された「優生保護法」の目的は，「優生上の見地から不良な子孫の出産防止と，母性の生命健康の保護」でした。優生（不妊）手術・人工妊娠中絶が合法化され，中絶適応条件に経済的理由が加えられました。

　その後，優生思想への批判から，優生保護法に代わって1996（平成8）年，「母体保護法」が施行されました。その目的は，「母性の生命・健康の保護」となり，「不良な子孫の出生防止」が削除されました。

　母体保護法には胎児条項がなく，出生前診断の結果，胎児に異常が見つかり中絶を希望する場合でも，経済的理由により行われているという実態があります。

倫理的助言

新聞記事「精子提供，ネット介し，個人でやりとり」
〔精子提供，ネット介し　施設減少，個人やりとり．朝日新聞，2017年3月26日〕

　生殖補助医療をはじめ，さまざまな最先端医療の技術が開発され，十分な倫理的配慮がなされずに，先行してしまっている現状があります。それに加えて，インターネット環境の進歩も多くの倫理的問題をひき起こしています。「精子提供，ネット介し」という朝日新聞の記事（2017年3月26日）は，医療機関でAIDが受けられない挙児希望の女性が，ネット上の個人の「精子バンク」で精子を調達しているというものでした。医療機関を介さない提供は，感染症の危険があり，カウンセリングなどの助言を受けることもできません。また，家族関係に関する倫理的問題も将来的に出てくる可能性もあるでしょう。「子どもの出自を知る権利」にどのように配慮するのかなど，子どものwell-beingに関する問題についても十分に考えておく必要があります。

第11章 遺伝性疾患における倫理

> **学習目標**
> - 遺伝子診断の概要を理解する：①病気の確定診断，②発症前診断，③着床前診断・出生前診断，④保因者診断，⑤リスク診断
> - 遺伝情報の持つ特性（①予知性，②共有制，③不変性，④危害性）を理解し，それらに伴う倫理的問題を考える
>   ①予知性：出生前診断では中絶の可能性，発症のリスクが確定していない場合の心理的不安，知る権利と知らないでいる権利（とくに治療法がない場合）
>   ②共有性：遺伝情報の家系内での共有，自分のプライバシー保護と血縁者のリスク回避の比較考量
>   ③不変性：個人のアイデンティティーや人生観への影響
>   ④危害性：優生思想，偏見差別（保険加入・就職・結婚など）
> - 遺伝学的検査のビジネス化・市場化の問題を認識する

▶Case 11-1 未発症の遺伝性疾患の診断を受けるべきか

私（A）の姉Bが，ある重大な遺伝性疾患であることが判明しました。私も，将来その病気に罹る可能性があり，遺伝学的検査を受けようかどうか悩んでいます。有効な治療方法がない病気なので不安でいっぱいです。また，この事実を血のつながっている従姉妹にも知らせたほうがよいかどうかも悩んでいます。

▶Case 11-2 胎児の染色体異常の診断

私（C）は高齢初産婦です。最近，採血だけで胎児の染色体異常の可能性が高い確率でわかる検査（NIPT）があると知りました。もし，胎児に染色体異常があれば，人工的妊娠中絶をしようと思っていますが，検査を受けることそのものに，気持ちが揺れ動いています。

Keywords 遺伝学的検査・診断，確定診断，発症前診断，着床前診断，出生前診断，保因者診断，易罹患性診断，遺伝情報の特性〔予知性，共有性，不変性，危害性〕，無侵襲的出生前遺伝学的検査（NIPT）

Discussion

Q1 もしあなたがAさんだったら，有効な治療法のない病気の遺伝子診断を受けますか？ その理由も教えてください。

Q2 あなたは，Aさんの従姉妹にも，Bさんが重大な遺伝性疾患に罹患していることを伝えたほうがよいと思いますか？ その理由も教えてください。

Q3 もしあなたが高齢初産婦なら，母体血を用いた出生前遺伝学的検査（染色体検査）を受けますか？ また，もし染色体異常が発見されたら，妊娠中絶をすることについてどう思いますか？

I 遺伝学的検査・診断

　遺伝医学分野の進歩は日進月歩です。単一遺伝子疾患においては，責任遺伝子の同定により病態解明が進み，多因子疾患においても遺伝要因の解明が進んでいます。最近では，ハリウッド女優が遺伝子診断の結果を受けて予防的乳房切除術を受けたニュースや，Case 11-2 のように母体血を用いた出生前遺伝学的検査が非侵襲的に行えるようになったことがマスコミの話題となりました。

　遺伝学的検査・診断は，病気の原因が遺伝子の異常（変異）である場合，その変異を検出するものですが，①すでに発症している病気の確定診断，②発症前診断，③着床前診断・出生前診断，④保因者診断，⑤易罹患性診断，などがあります。生涯変化せず血縁者にも影響を与えうる遺伝情報を明らかにする遺伝学的検査が考慮される場合には，その前後に遺伝カウンセリングを実施する必要があります。詳細は，日本医学会「医療における遺伝学的検査・診断に関するガイドライン」[12] を参照してください。

1 すでに発症している病気の確定診断

　すでに病気が発症している場合には，患者本人のインフォームド・コンセントに留意する必要があります。具体的には，検査の意義や目的の説明，結果が得られた後の経過や状況，検査結果が血縁者に影響を与える可能性などについて説明し，本人が十分理解したうえで，自律的に意思決定できるように支援することが必要です。

2 発症前診断

　将来発症する病気を事前に知ることができる発症前診断については，検査実施前に，被検者が病気の予防法や，発症後の治療法に関する情報を十分理解

したうえで実施する必要があります。とくに予防法や治療法が確立されていない病気の発症前診断においては，検査前後の被検者への心理的配慮および支援が重要です。

3 着床前診断・出生前診断

胎児の遺伝子や受精卵の遺伝子の異常を調べる検査です。詳細は日本産科婦人科学会等の指針や見解を参照してください。

4 保因者診断

遺伝性疾患の保因者かどうかを調べる検査です。保因者とは，遺伝子の変異やゲノムの位置変化を有しているものの，生涯にわたってその変異・変化に基づく疾患には罹患しない人を言います。保因者同士が結婚すると遺伝性疾患の子が生まれる可能性があるため，保因者診断という技術が生まれました。本人は発症せず，治療の必要性がありませんので，本人の同意が得られない場合には，原則として検査は実施できません。

5 易罹患性診断

多因子疾患の遺伝要因（罹りやすさ）を調べる検査です。しかし，多因子疾患の発症には複数の遺伝要因が複雑に関わっていますので，得られる結果はあくまで発症のリスク（確率）となります。また，疾患発症には遺伝要因だけでなく，環境要因が複雑に関わっています。

II 遺伝学的検査・診断に伴う倫理的論点

遺伝性疾患では，患者は「遺伝学的検査を受けるべきか」「検査の結果を知るべきか」「その情報を血縁者に伝えるべきか」「将来の治療はどうするのか」，等さまざまな悩みを抱えることになります。

遺伝性疾患における倫理的問題を考える際には，遺伝情報の持つ特性，①予知性，②共有性，③不変性，④危害性に十分留意する必要があります。

1 予知性

予知性とは，将来発症する病気や障害などをあらかじめ知ることができることを意味します。実際，発症する前に，将来の発症をほぼ確実に予測することができる場合があります。また，将来発症する可能性がなくとも，遺伝子変異を有しており，その変異を次世代に伝える可能性のある非発症保因者の診断もできる場合があります。

将来発症する病気の予知ができると，出生前診断では中絶を希望する人が出てくる可能性があります。また，発症のリスクが確定していない場合には，必

要以上に不安に煽られてしまうこともありえます。

さらに,「知る権利」と「知らないでいる権利」に留意する必要があります。確かに,将来罹りうる遺伝性疾患について事前に知っておくことは,早期発見や予防,今後の人生設計の面で大変有用ですが,とくに治療法がない疾患の場合には,本人の精神的・感情的苦悩を鑑みて,「知らないでいる権利」に配慮することも大切です。

2 共有性

共有性とは,遺伝情報が家系内の血縁者で一部共有されていることを意味します。血縁関係にある親族の遺伝型や表現型は,比較的正確な確率で予測することができますので,家系内で遺伝性疾患が発症した場合,発症者の遺伝情報は,他の血縁者にとって重要な情報となります。したがって,他の血縁者にその事実を伝えるかどうかは,発症者のプライバシー保護と,血縁者のリスク回避を比較考量したうえでの倫理的熟慮が必要です。

遺伝学的検査で得られた個人の遺伝情報は,原則として,他のすべての医療情報と同様に,守秘義務の対象であり,被検者本人の了解なく血縁者を含む第三者に開示されません。例外として,被検者の同意が得られない状況で血縁者への不利益を防止する目的で,血縁者への結果開示を考慮する場合がありますが,その際には,当該医療機関の倫理委員会に諮る必要があります。

3 不変性

不変性とは,遺伝情報が一生涯にわたって変化しない,その人固有のものであることを意味します。したがって,ある病気に関する遺伝子を持っているということが,個人の人生観やアイデンティティーに大きな影響を与える可能性があります。

4 危害性

危害性とは,優生思想から,患者や血縁者が遺伝による差別や偏見を受けることを意味します。差別偏見により精神的苦悩を生じたり,あるいは保険加入・就職・結婚などにおいて差別されるといった社会的不利益を受ける可能性があります。遺伝情報を含む個人情報保護については,とくに配慮が必要です。

III 母体血を用いた新たな出生前遺伝学的検査

妊娠初期(10週以降)に妊婦からの静脈血採血だけで,胎児の染色体異常の可能性を高い確率で予測する検査ができるようになりました。母体血中の胎児のDNA断片を分析することで,21トリソミー(ダウン症候群),18トリソミー,13トリソミーの染色体異常を検出します。しかし,この無侵襲的出生前

遺伝学的検査（non-invasive prenatal testing；NIPT）は，簡便な検査で，妊婦や胎児への負担やリスクも少ない（以前の羊水検査や絨毛検査はリスクが高かった）ため，妊婦が検査の意義や解釈について十分な理解・認識を持たないまま検査を受け，結果が出た後に困惑する可能性があります。したがって，検査施行前と施行後に十分な遺伝カウンセリングが実施できる医療機関のみで実施されています。

NIPTによるダウン症候群についての的中率は，陰性は99.9％，陽性は75〜95％ですが，染色体異常がある可能性が高いことを示す非確定的検査であり，確定診断ではありません。確定診断のためには，絨毛検査または羊水検査が必要になります。また，この検査の対象者は，染色体異常の児を出産する可能性が高い妊婦や35歳以上の高齢妊婦に限られています。

NIPTは多くの先進国で実施されていますが，日本では，臨床研究として，遺伝カウンセリングなどの一定の条件を満たした認定医療機関で実施されています。NIPTの技術は，今後，染色体異常にとどまらず，あらゆる遺伝性疾患や体質を予測することに用いられる可能性があること，産む，産まないの判断を誰がいつ行うのか，障害のある子を産むべきではないという風潮の到来（内なる優生思想），不安を煽ると不安にかられた妊婦が検査を希望するため企業の収益が増大するという不安ビジネスの側面など，さまざまな倫理的課題が指摘されています。詳細は，日本産婦人科学会の「母体血を用いた新しい出生前遺伝学的検査に関する指針」（2013年3月）および日本医学会の規則を参照してください。

倫 理 的 助 言

未成年者など意思決定能力のない者に対する遺伝学的検査の実施

遺伝学的検査・診断は，検査施行前の説明と理解，同意といった自律的な意思決定が原則ですが，未成年者や知的障害者など意思決定能力がない者にも実施される場合もしばしば想定されます。「すでに発症している疾患の診断」を目的とする場合，および「未成年期に発症する疾患で発症前診断が健康管理上大きな有用性がある場合」には，代理判断者による遺伝学的検査の代諾を得るという意思決定の手順を踏むことになりますが，その際には，本人の最善の利益に主眼を置いて，十分に考慮することが必要です。親であっても，親の価値観を強く押し付ける場合，あるいは子どもの考えと一致しない場合もありえます。また，インフォームド・コンセントを得ることができない場合でも，可能であれば，被検者の理解度に応じた説明を行い，本人の了解（インフォームド・アセント）を得ることが望ましいと言えます。

未成年者に対する「非発症保因者の診断」や，「成年期以降に発症する疾患の発症前診断」については，原則として，本人が成人し自律的に判断できるまで検査を延期し，両親などの代諾で検査を実施すべきでないとされています。

遺伝カウンセリング
　正確な情報を提供し，結果を正確に解釈する手助けをし，患者・被検者が自律的な選択が可能となるような意思決定支援をすることは遺伝カウンセリングの重要な役割です。そのために，当該疾患の診療経験が豊富な医師や遺伝カウンセリングに習熟した者が協力し，チーム医療として実施するための仕組み（認定遺伝カウンセラー制度）が整えられています。

第12章 摂食嚥下障害の倫理

学習目標

- 日常的にしばしば見かける摂食嚥下障害のケースを用いて,倫理的価値の対立に気づき,意思決定プロセスにおけるコミュニケーションの重要性を理解する
- 本人の意思決定能力,本人の真意(望むQOL),本人の最善の利益,家族の判断について,ディスカッションを深める
- 倫理的ジレンマ(=倫理的価値の対立)⇒倫理原則の対立
  本人の願望「自由に好きなものを食べること」という倫理的価値と,「経口摂取を禁止し,誤嚥性肺炎を予防すること」という倫理的価値が対立し,倫理的ジレンマを生じていることを理解する。これは,自律尊重原則と善行原則の対立と捉えることもできる
- さまざまなジレンマに揺れる臨床現場を理解する
  ①医療者として,できる限り病状を改善したい
  ②本人の意向を尊重してあげたい
  ③黙認するにしても,できる限り危険を減らしてあげたい(嚥下指導)
  ④法的に問題になることは避けたい

▶Case 12 摂食条件を守らず,誤嚥を繰り返したケース

Aさん(80歳男性)。急性硬膜下血腫の手術後,誤嚥性肺炎を発症しました。抗菌薬治療を実施し,絶食の指示が出ていましたが,妻は本人の要求に応じて水を飲ませ,その結果Aさんはしばしばむせていました。その後,経鼻経管栄養を実施しましたが,唾液・分泌物の誤嚥のために誤嚥性肺炎を繰り返しました。そこで,主治医は胃ろうの提案をしましたが,Aさんは「胃ろうは切腹のようで嫌だ」と拒絶し,「食べられないことがつらい。死んでもいいから口から食べたい」と訴えました。家族も「本人の意思を尊重して食べさせてあげたい」と同調し,妻はさまざまな食品を家から持ってきて食べさせていました。その後,中心静脈栄養管理(病院では禁食)となりましたが,Aさんの経口摂取については,家族が持参したものを食べさせるのであれば,病院側は黙認する方針としました。その後,何度か誤嚥性肺炎を繰り返したAさんは3カ月後に亡くなりました。

Keywords 摂食嚥下障害の倫理,誤嚥性肺炎,嚥下機能,嚥下指導,嚥下リハビリテーション,胃ろう,倫理的価値の対立,意思決定能力,家族の代理判断,エリザベス・ボービア裁判

Discussion

Q1 あなたが主治医なら,「死んでもいいから口から食べたい」と訴えるAさんに,どのようなアドバイスをしますか？

Q2 誤嚥性肺炎を起こす可能性の高いAさんに,家から食べ物を持参し,食べさせている家族の判断について,あなたはどのように考えますか？ また,家族に対して,どのようなアドバイスをしますか？

Q3 病院の方針「家族が持参したものを,家族が食べさせるのであれば黙認する」について,あなたはどのように考えますか？

〔摂食嚥下障害のケースにおいては,適切な医学的評価だけでなく倫理的熟慮も重要〕

　口から食べることは生活の基本であり,人生の喜びでもありますが,高齢化社会を迎え,摂食嚥下障害の患者は,ますます増えています。しかし,食べられなくなったから「そろそろお迎えがくる」場合だけでなく,治療可能な摂食嚥下障害の患者も多くいます。摂食嚥下障害の原因やその程度について適切な医学的評価を実施し,それにふさわしい食形態や体位の選択,嚥下リハビリテーションの工夫などによって誤嚥を防止し,自分の口から食べることを取り戻し,よりよいQOLを得ることができる場合もあります。

　Case 12は,患者本人が意思表明可能であり,口から食べることにこだわり,胃ろうを拒否した事例です。家族も,本人の考えを尊重したいと考えていましたが,本人に自由に経口摂取をさせることによって,誤嚥は必発であり,誤嚥性肺炎のリスクも非常に高くなります。このような「本人の意向」と,「誤嚥性肺炎予防という価値」が対立している場合について,具体的な事例をもとに,今まで学習してきた臨床倫理の知識を総動員して,一緒に考えていきましょう。

I 医学的事実の正しい認識

　まず,Case 12の医学的事実を正しく認識することから始めます。「現在の栄養状態はどうなのか？」「口から食べると誤嚥性肺炎が起こる可能性はどうなのか？」「唾液や分泌物の誤嚥で肺炎が起こる可能性はどうなのか？」「胃ろうにした場合はどうなのか？」「嚥下機能の評価はどの程度か？」「嚥下リハビリテーションは無効なのか？ 有効なのか？」などについて医学的事実を正確に認識することは,適切な倫理的価値判断をするために大変重要です。

1 嚥下障害を疑わせる徴候

まず，その患者に摂食嚥下障害があることに気づくことが重要です。摂食嚥下障害を疑わせる徴候として，「むせる」「咳・痰」「食物残渣・口腔内の汚れ」「声かれ・ガラガラ声」「食事時間の延長」「口からこぼす」「食事に伴う低酸素血症」などがあります。そして摂食嚥下障害の結果，栄養失調（低栄養），脱水，誤嚥性肺炎などをきたします。

2 嚥下機能の評価

嚥下機能の評価には，まず「摂食場面の観察」があります。これは簡便で得られる情報が大変多いものです。検査には，嚥下造影検査（video fluoroscopic examination of swallowing；VF）および嚥下内視鏡検査（video endoscopic examination of swallowing；VE）があります。

Aさんの嚥下機能の検査結果について，2回目の肺炎治癒後の嚥下造影では，一口目から誤嚥がみられ，食道入口部の通過も不良でした。しかし，"30度リクライニング位"で"頸部前屈"であれば，何とかゼリーを誤嚥なく嚥下できる（best swallow）ことがわかり，STによる摂食訓練を開始しました。

3 経過の詳細

その後，摂食に伴い唾液や口腔・咽頭の分泌物の増加がみられ，食物誤嚥は防止できても唾液誤嚥は防止できず，誤嚥性肺炎を繰り返しました。また，経鼻経管栄養では，チューブによる刺激で分泌物や痰が増加し，その結果肺炎を起こすリスクが高いと考えられ，胃ろうが提案されました。本人からの経口摂取の要望に対しては，経口摂取を再開することにより，誤嚥性肺炎は必発であり，窒息のリスクも高いことを説明し，予後は極端に短くなる可能性のあることを説明しました。

しかし，その後も，妻の持参した食べ物をベッドサイドで食べており，一度は激しくむせて窒息状態となり，救命処置を必要としました。以後，摂食時の"適切な姿勢と食べ方，一口量"を看護師が妻に指導しました。結局，3カ月の入院期間中に，5回の誤嚥性肺炎のエピソードを繰り返しました。

II Case 12 の倫理的論点

Case 12 では，経口摂取をすることで誤嚥性肺炎をひき起こす可能性が高いのですが，本人の「口から食べたい」という強い要望に対して，家族が無断で食べさせることを病院側が黙認しています。では，あなたは，このケースにおいて，どのような倫理的問題点があると思いますか。まず，各自で考えてみてください。

以下に倫理的論点をいくつかあげてみます。

1 倫理的論点

❶ 本人に，今後の治療方針を決定するのに必要な意思決定能力はあるのか？

口から食べることによって，どのような事態がひき起こされ，それが自分の生命予後にどのような影響を与えるのかを理解しているのか。

❷「死んでもいいから口から食べたい」は本心か

口から食べたいが，本当に死んでもいいとは思っていない可能性はないだろうか。「口から食べたって，死なないだろう。今までも死ななかったのだから…」と安易に考えているのでないか。

❸ 本人の願望「口から食べること」と「誤嚥性肺炎を予防すること」は，どちらがより重要な倫理的価値があるのか

【倫理的価値の対立（倫理原則の対立）；自律尊重原則⇔善行原則】

❹ 自由に口から食べることは，本人の最善の利益（best interests）にかなうのか

胃ろうをそれほどまでに拒否する理由は何か。医学的に経管栄養（胃ろう）は有効か。

❺ 家族の代理判断は適切か

医療者の指示やアドバイスに従わず，本人の「口から食べたい」という要望に応じた家族の判断や行動は適切と言えるのか。

❻ 医療者はどのような姿勢をとるべきか

病院側が，経口摂取を黙認することは倫理的に適切か。

❼ コミュニケーションは十分だったのか

III 本人の意思に関わる論点

1 本人の意向

Case 12 のAさんは，何度も肺炎を繰り返しているにもかかわらず，「口から食べること」にこだわっており，「胃ろうは切腹のようで嫌だ」「食べられないのがつらい。死んでもいいから食べたい」と切に訴えていました。

そして，それまではあまり発声も少なく，笑顔を見せることもなく活気もなかったAさんでしたが，妻が持参したお粥とカステラと干し芋をかき込んで食

べて窒息状態となり，救命治療を要したエピソードの翌日には，はっきりと聞きとれる声で「食べられてよかった。今度は餅が食べたい」との発言があり，笑顔が多く見られるなど，かえって活気も改善してきました。これらの経緯から，窒息のエピソードにもかかわらず，本人は，口から食べることに生きる喜びを感じていたのだろうと思われます。

2 意思決定能力

それでは，Aさん本人には，このような医療やケアに関する方針を自分で決めることのできる意思決定能力はあったのでしょうか。Aさんは，普段口数は多くはありませんでしたが，「口から食べたい」という意思を明確に表現していました。

以下に，自己決定を保障するための意思決定能力の構成要素が満たされているかどうかを確認していきましょう。

①選択の表明⇒あり
②情報の理解⇒できている
③状況の認識（その方針を選択した場合，それが自分にどのような結果をもたらすのかを認識）⇒できている
④論理的思考（決定内容が自分の価値観や治療目標と一致していること）⇒できている

となりますので，Case 12 ではAさんに意思決定能力があると評価でき，自分の医療ケアについて，自分で決めることができることになります。

3 真意だったのか

「死んでもいいから口から食べたい」というのはAさんの真意だったのでしょうか。
- 何気なく口癖のように発した言葉ではなかったのか
- 口から食べたいけれども，本当に死んでもいいとは思っていなかったのではないか
- 先の短い将来に失望して自暴自棄になって言った言葉ではなかったのか
- 「口から食べたって，死なないだろう。今までも死ななかったのだから…」と安易な発想をしていたのではなかったのか

これらの本人の言葉の信憑性についても考えてみる必要があります。

4 意思の変化はなかったのか

「死んでもいいから口から食べたい」というAさんの意思は，変化していなかったのでしょうか。あるいは，今後の起こりえる事態を予測して十分な情報が与えられた後の，意思表示だったのでしょうか。これは適切なインフォームド・コンセントが実施されていたのかどうかという問題に関係します。

IV 倫理的価値の対立

1 倫理的ジレンマと倫理的価値の対立

　倫理的ジレンマとは，日常臨床における対立する意見のうち，どちらか一方が明らかに正しいのか，あるいは明らかに間違っているのか，一見しただけでは判断できないものです。Case 12 においても，一見どちらの意見も正しいと思われる「倫理的価値」，あるいは「善」が対立しています。

　具体的には，「本人の願望通り，口から食べる自由を制限しないことはよいことである」という倫理的価値と，「経口摂取を禁止して，誤嚥性肺炎や死亡を予防することはよいことである」という倫理的価値が対立しています。

　また，医療者には「食べさせて肺炎を起こし，死亡させたら，法的責任を追及されるかもしれない（訴えられる）」という法的不安が日常臨床ではよくあります。医療従事者も，内心では，食べたいと望んでいる人に食べさせないことは，本人の幸福（well-being）に反するかもしれないと考えています。しかし，自分が食べることを許可して，肺炎で死なせるのは怖い・不安だというのが本音です。したがって，「医療者が法的不安を軽減すること」という倫理的価値と，「本人が食べて幸せを感じること」という倫理的価値も対立し，大きなジレンマとなり医療者を悩ませます。

2 倫理原則の対立：「自律尊重原則」⇔「善行原則」

　Case 12 における倫理的価値（善）の対立は，また，倫理原則の対立と言い換えることもできます。つまり，倫理原則である自律尊重原則（autonomy）と，善行原則（beneficence）が対立していることになります。自律尊重原則は，自分の価値観に沿って決定する権利であり，このケースではAさんの願望通りに食事を自由に口から食べることです。それに対して，善行原則は，医療者が経口摂取を禁止して，誤嚥性肺炎や死を予防するということを指しています。

　それでは，Case 12 においては，倫理原則である「自律尊重原則」と「善行原則」のどちらにより重きを置くべきでしょうか。実際，日常の臨床実践においては，どちらの倫理原則が，より優位にたつのかはケースごとに異なり，経口摂取のリスクとベネフィットを，医学的事項だけでなく，本人の願望など倫理的価値に関する事項も考慮して比較衡量し，総合的に判断することになります。判断に困ったり迷ったりする場合には，倫理コンサルテーションなどの中立的第三者機関に助言を求めることが役立つでしょう。

V 本人の最善の利益 ―口から食べることは，本人の最善の利益にかなうのか―

　実際，何が最善かを決めることはなかなか難しいことですが，少なくとも「経口摂取禁止による患者の利益が，本当に患者の負担を上回っているのか」「胃ろ

うを造設することの患者の利益が，本当に患者の負担を上回っているのか」といったことを，「医学的視点」だけでなく，Aさん本人の価値観という「倫理的視点」も含めて考慮する思考のプロセスを経る必要があります。

では，Aさんの価値観に沿った最善の利益とは何でしょうか。また，それほどまでに胃ろうを拒否する理由とは何でしょうか。自律尊重原則からも，自分自身の価値観に沿って生きることは大切なことです。Aさんは，「口から食べられなくなったら人生は終わり」「死んでもいいから口から食べたい」と言っていました。なぜ，それほどまでに口から食べることにこだわったのでしょうか。これには本人の生活環境や家庭環境，これまで培われてきた言わば"本人の食の文化や生活史・個人史"についても考えなければならないでしょう。

また，医療者は，Aさんの人生に残された時間の長さに配慮することも必要でしょう。医療者は，患者さんの残された時間について，およそですが，客観的に評価できる立場にあります。死期の切迫の程度，経口摂取を許可することによる死期への影響の程度などを考慮して，本人の願望に沿うべきかどうかを熟慮する必要があるでしょう。

VI 家族の代理判断に関わる論点

本人に意思決定能力があれば，自律尊重原則により，本人の意思・自己決定を尊重するのが一般的です。しかし，本人に意思決定能力がなければ，家族らによる代理判断が行われます。

Case 12 では，Aさん本人に意思決定能力があるので，原則的には本人の意向を尊重することになりますが，日本ではやはり家族らの意見を尊重したり，家族を思いやったりする「関係性の中での自己決定」になることが多いので，家族の意見に耳を傾けることは大変重要です。そして，本人の療養生活において，家族の治療やケアへの協力や配慮が，結果として患者さん本人の利益ともなります。

ただ，家族内で，年金や遺産相続などの利益相反や，虐待などの問題がある場合もあるので，そのような問題のない家族かどうかは確認しておくとよいでしょう。家族内に何らかの問題のある場合は，家族が必ずしも患者本人の意思や利益を反映・代弁していない場合もありますし，さらには本人の最善の利益を推測できるのか疑問のある場合もありますので，家族の判断が適切なのかどうか，一度立ち止まって考えてみる必要があります。それでは，Case 12 の場合，家族の判断においてどのような倫理的論点があるのでしょうか。

1 倫理的論点
①今後の方針を決めるのに，家族の中で，誰が代理判断者（あるいはキーパーソン）として適切か

②家族の意見は,「本人の意思願望を推測・反映しているのか」,もしかしたら「家族自身の願望や都合ではないのか」
③家族の意見は,本人の最善の利益に沿っているか
④家族内で意見の不一致はないのか
⑤Aさんと家族とは利益相反はないのか

　長年連れ添ってきて,なおかつ介護の中心となっている妻が,今後の方針決定のキーパーソンとなることは,本人の願望にも沿うものだと考えられます。また,医療ケアチームは,経口摂取再開による誤嚥性肺炎のリスクを「誤嚥性肺炎は必発であり,窒息のリスクも高い。経口摂取再開により,予後は極端に短くなる」と説明をしたところ,妻・次男は「本人の意思を尊重し,それでもやはり口から食べさせてあげたい」と述べ,2人の意見は一致していました。

　家族は長男の死を経験したばかりであり,残された寿命の短い人にとって,本人の最期の願望をかなえてあげることの大切さは,実体験から身に染みて感じていたようです。長年連れ添ってきた妻は,本人の食べ物の好みをよく知っており,残された時間が短いのであれば,本人の好きな味付けで,食べたいものを食べさせてあげたいと考えていましたし,そうすることが,現在の夫にしてあげられる唯一のそして精一杯の愛情表現であると考えてました。**Case 12**の場合,家族の意見は,決して「家族自身の願望や都合」ではなく,「本人の意思や願望を反映している」と思われます。

VII 医療者はどのような態度をとるべきだったのか

1 ジレンマに揺れる臨床現場

　実際の臨床に従事する者の多くは,**Case 12**の医療ケアチームと同様に,「本人の願望通りに,妻が持参した食べ物を経口摂取することを黙認してよかったのか?」と悩むのではないかと思います。すなわち,以下の①〜④のファクターが複雑にからみ合っており,医療者の揺れる気持ちやジレンマをさらに大きくしています。

①医療者として,医学的見地からできるだけ病状を改善したい:患者の命を救うことは医療者の役目である。だから,少しでも誤嚥性肺炎の頻度は減らしたいし,寿命も延ばしてあげたい。

②本人の意向を尊重してあげたい:しかし,Aさんの人生の残りの時間も短いし,本人も口から食べることを切に望んでいるので,まったく食べさせないのは忍びない。そこで,中心静脈栄養管理は継続し,家族が持ってきたものは黙認する。

③黙認するにしても,できるだけ危険は減らしてあげたい:倫理原則である善行原則により,医療者は,常に患者の病状や病気をよくするために行動しなければならない。だから,できるだけ誤嚥しないように少しでも,適切な体

位・姿勢で食べられるように指導する。
④法的に問題となることは避けたい：家族が持ってきたものであればベッドサイドで食べることを黙認する。しかし，妻が所用で来院できない日は経口摂取はさせない。つまり，「病院は決して，（誤嚥性肺炎を起こし，死亡させる可能性の高い）経口摂取用の食べ物を提供しているわけではないので，責任は軽減するだろうと…」「あくまで家族の自己責任ということで…食べているのだから」

2 嚥下指導

Case 12 において，妻が持参した正式な病院食でなくても，患者に誤嚥の可能性があるのであれば，できるだけ誤嚥を減らすために嚥下指導を実施することは必要です。なぜなら，医療者は常に患者の善や QOL の改善のために行動する義務があるからです。これは倫理原則である善行原則や無危害原則からも大変重要です。

多くの終末期の患者さんは，次第に食が細くなり，そのような人を介護している家族にとって，食べさせようとしても，口を開けてくれない・食べてくれないということは，大きな悲しみであり，それによって家族は希望を失うこともしばしばあります。しかし，幸いなことに，A さんにはまだ「食べたい」という気持ちがあります。入院していて，どこにも行くことができない状況の A さんにとって，「食べること」は残された人生の最後の楽しみと言えるのかもしれません。したがって，医療者は，できるだけ安全に食べられるように，嚥下指導をすることが重要になります。具体的には，食形態の選択（材質・大きさ・粘性），食べ方の調整，姿勢の指導などの食環境の整備をすることになります。

3 コミュニケーションを十分にとる

まず，「胃ろうのメリット・デメリット」「経口摂取のリスク」などの医学的情報について，患者本人や家族が理解できるように，十分に説明をすることが基本となります。それでも，考え方の翻意がなければ，他の水分栄養補給の選択肢や，誤嚥の危険をできる限り少なくする摂食方法についての情報を提供することが必要です。場合によっては，DNAR 指示などについても情報提供が必要となります。これらのコミュニケーションの内容は正確に記録に残しておきます。

さらに，何が本人の幸せ（well-being）か，何が本人にとって最もよい QOL か，本人が「死んでもいいから口から食べたい」と言ったことの真意について，医療ケアチームと本人・家族，そして医療ケアチーム内でもよく話し合ってください。例えば，禁食状態で患者が亡くなった場合，家族から「結局死ぬんだったら，お父さんの言う通りに，食べさせてあげればよかった」と後で非難され，医療者の心の傷として残ってしまうこともあるからです。一人で悩まないで，皆でジレンマを共有し，コミュニケーションを深めることが大切です。

第12章 摂食嚥下障害の倫理

倫理的助言1

　「口から食べること」は生活の基本であり，また人生の喜びでもあります。しかし，脳卒中や神経変性疾患，がんの終末期，あるいは認知症の終末期などにおける摂食嚥下障害では，この食べる喜びが奪われてしまいます。そして，これらの病態は，しばしば同時に「自分のことを，自分で決めることができなくなってしまう」という自律・自己決定の障害を伴っており，倫理的な問題に直面します。

　Case 12は，本人に意思決定能力があったケースでしたが，以下のような後日談がありました。Aさんが亡くなった翌月に妻が来院し，「やっと落ち着きました。お世話になりました。あんなに食べたがっていたから，最後に少しでも食べられてよかった。むせた時は怖かったけど，病院だったから安心だったし，うれしそうに食べられてよかった。本当にお世話になりました。餅を食べたがっていたから，餅を食べさせたかった」と深々とお礼を言われました。Aさん本人の意向を尊重したことで，ご家族の気持ちも落ち着き，看取りの満足感さえ感じられました。

倫理的助言2

　法的判断（判例）は，医療者が医療現場で正しく行為するための指標を示してくれますので，大変重要です。しかし，「食べること」に関する判例はあまり多くありません。Case 12の「肺炎の危険があっても，死んでも食べたい」と言ったAさんとはまったく反対のケースで，「食べないで餓死したい」という明確な本人意思があった判例が米国のカリフォルニア州にありますので，以下にご紹介します。

エリザベス・ボービア裁判（カリフォルニア州）
〔箕岡真子，稲葉一人，藤島一郎：摂食嚥下障害の倫理．ワールドプランニング，2014より〕
【事件概要】エリザベス・ボービア氏は意思能力のある28歳の女性で，重度の脳性四肢麻痺を患っていました。彼女は死ぬことを望み，自分が餓死するまでの疼痛緩和と必要な処置を病院に要望しました。しかし，彼女は独力では食事を摂ることができなかったので，餓死したいという意向を表明した後に，経管栄養チューブが挿入されてしまいました。十分な栄養補給により，さらに15～20年は生きられると予測されたのです。そこで，彼女は，治療を拒否することを求めて，裁判を起こしました。医療従事者は「これはまるで自殺するのを手伝ってほしいということである」「彼女は退院して餓死する権利はあるが，他人に自殺幇助を強要する権利はない」「裁判所が，医療者に殺人者になれと命令することはできないはずだ」などと意見を述べました。
【判決概要】1983年カリフォルニア州裁判所は，入院中に餓死することを認めてほしいというボービアの求めを棄却しました。「社会に手伝わせて餓死する権利はない」とし，病院に対して経鼻胃管による栄養補給を命じましたが，病院側による患者の退院不許可を無効としました。

　その後，病状が悪化し，彼女はけいれんからくる痛みを抑えるモルヒネの投与を要望しま

した。
1986年カリフォルニア州控訴審裁判所は,「意思能力があれば,ボービアは残りの本来の人生を尊厳と平穏に生きる権利を持っている…個人の尊厳とは,個人のプライバシー権の一部である」「経管栄養を拒否することは自殺にはあたらない」と述べ,経管栄養チューブを抜くように命じました。この判決は,彼女に,「本人の意思が尊重される」という彼女が求めていた安堵を与え,裁判終了後に,彼女は治療を引き続き受け,経管栄養の続行を決心しました。

第13章 医療者—患者関係

> **学習目標**
> - 医療者の法的義務を理解する（公法上；応召義務，私法上；準委任たる医療契約上の義務）
> - 自身が属する医療専門職集団の職業倫理指針・綱領を確認する
> - 医療者—患者関係モデルについて理解する；パターナリズムモデル・情報提供型モデル・相互参加型モデル（shared decision making）
> - 医療者—患者関係は，信認（信託）関係（fiduciary relationship）であることを理解する

▶Case 13 医療者—患者関係
―ある日の昼休みの看護師さんたちの会話から

看護師A：X先生は，腕がよいと評判で，すごく頼りになるけど，何でも自分で決めてしまって，患者さんはまな板の上の鯉ね。患者さんは，先生に対して，自分の考えを言う雰囲気ではないわ。

看護師B：Y先生は，病状や治療法についてよく説明してくれるけど，最終的には「自分で決めなさい」と言うので，患者さんはどうしていいかわからないことがあるの。いくら自己決定といってもねぇ…。患者さんは「どうしたらよいのでしょうか？」って，私たち看護師に聞いてくるのよ。

看護師C：Z先生は，普段は患者さんの意見を尊重するけれども，もし患者さんが間違った判断をした場合には，「それは間違っているよ。あなたが本気で病気を治したいと思っているのなら，その方針は不適切だよ」と説明してくれるわ。

Keywords 応召義務，善管注意義務，倫理綱領，職業倫理指針，サス-ホレンダーのモデル，ヴィーチのモデル，エマニュエルのモデル，クィル-ブローディのモデル，shared decision making，意思決定の分担・共有，パターナリズムモデル，相互参加型モデル，情報提供型モデル，振り子モデル，チーム医療，信認（信託）関係（fiduciary relationship）

第 13 章　医療者―患者関係

Discussion

　医療の現場には，さまざまな医療者―患者関係があります。Case 13 の X 先生はパターナリズムモデル，Y 先生は情報提供型モデル，Z 先生は相互参加型モデルです。どのような医療者―患者関係が適切であるのかを本章では考えてみます。
　また，従来は「**医師―患者関係**」が中心的話題でしたが，現代では，チーム医療として，一人の患者さんに多くの医療専門家が関わっているため，「医師―患者関係」に代わって「**医療者―患者関係**」という言葉を用いています。

Q1 あなたが今まで見たり，聞いたり，あるいは実際に経験した中で，「よい医療者―患者関係」「よくない医療者―患者関係」には，どのようなものがありますか？

Q2 あなたは，X 先生の患者さんに対する態度について，どのように思いますか？

Q3 あなたは，Y 先生の患者さんに対する態度について，どのように思いますか？

Q4 あなたは，将来，医療専門家（医師や看護師）になった場合，どのような「医療者―患者関係」をつくりたいと考えていますか？

I 医療者の法的義務

　医療者は，患者に医療を提供する，あるいは医療を継続する法的義務を負っています。それは，公法上においては，医師法の「応召義務」であり，また私法上においては，「準委任たる医療契約上の義務」です。
　前者の公法上の義務とは，国家が医師に診療を義務付けるという意味です。すなわち，正確には，応召義務は患者個人に対する義務ではありません。しかし，応召義務が公法上の義務であるとしても，患者保護の側面から，医師の過失が推定される場合には，正当性についての反証がない限り，医師に民事上の責任も生じることになります。
　後者の私法上の義務は，患者個人に対する「善良な管理者としての注意義務（善管注意義務）」を指し，標準的医療水準に見合った医療を提供する義務を意味します。すなわち，民法上の過失責任の前提となる注意義務を指す概念で，その人の職業や社会的地位から考えて普通に要求される程度の注意義務（＝善管注意義務）を意味しています。

II 医療者の職業倫理綱領

患者が安心して適切な医療を受けるためには,医療者との関係は大変重要な要素です。「医療者―患者」の関係性,あるいはその「善し悪し」は,今後の治療方針の決定,さらには病気の経過や治療効果にまで影響を与えることになります。

現在,さまざまな医療専門職集団が,患者の権利に配慮したよい医療者―患者関係を構築するために,職業倫理指針を作成しています。例えば,日本医師会の『医師の職業倫理指針』においては,医学知識・技術の習得と生涯教育,品性の陶冶と品位の保持のほかに,患者に対する責務として,病名・病状についての本人や家族への説明と同意,守秘義務などについて定めています。また,日本看護協会の『看護者の倫理綱領』においては,生命や人間としての尊厳および権利の尊重,平等な看護の提供,信頼関係の構築,知る権利および自己決定の尊重,守秘義務の遵守などについて定めています。

そのほか,日本薬剤師会,日本臨床衛生検査技師会,日本心理療法学会,日本介護福祉士会など多くの医療専門職集団が倫理綱領を定めています。

III 「医療者―患者関係」モデル

1 「医療者―患者関係」の歴史的変遷

医療者―患者関係は,歴史とともに変遷してきました。それは,医師が親のように患者に善を施すというヒポクラテス的医の倫理の伝統(パターナリズム)から,患者の自己決定やインフォームド・コンセントの権利を重んじる自律尊重へと変化してきました。20世紀後半に入ってから,次第に個々の患者の多様化した価値観を尊重する気風が生まれ,また医療を受けることが権利として確立し,患者の権利意識が高まってきた結果と言えます。

2 欧米の「医師―患者関係」のモデル

意思決定プロセスにおける「医師―患者関係」モデルとして,例えば,サスとホレンダーによる「能動性モデル・受動性モデル」(1956),ヴィーチによる「技術者モデル・聖職者モデル・同僚モデル・契約モデル」(1971),エマニュエルによる「パターナリズムモデル・審議モデル(教師)・解釈モデル(カウンセラー)・情報提供型モデル」(1992),クィルとブローディによる「独立選択モデル・自律強化モデル」(1996)など,さまざまなモデルが提唱されてきました。

3 パターナリズムモデル

パターナリズムモデル(図13-1)は,医師の考え方や価値観が強調される医

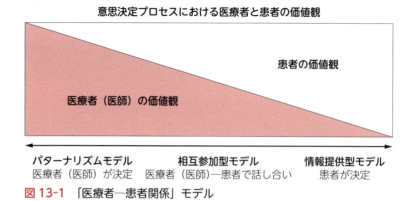

図 13-1 「医療者―患者関係」モデル

[筆者作成]

療者―患者関係のモデルです。ヒポクラテスの誓いに「私は能力と判断の限り患者に利益になると思う養生法をとり、わるくて有害と知る方法を決してとらない」とあるように、歴史的に医療倫理の考え方は、患者の「自律尊重」よりも、医師の「善行原則」が中心でした。医療の専門家である医師が考える治療は、患者にとって最善であるという考え方です。それは「まるで、子どもの両親が、子どもにとって最善の判断をすることができる」という考え方に似ているので、パターナリズムと呼ばれています。

パターナリズム的考え方においては、患者に真実を知らせると、動揺したり悲嘆にくれるので、医師が選別した情報だけを患者に与える温情的干渉をよしとしました。そして、患者に自分で判断をさせないで、すべてを医師が決めたほうがよい結果になり、患者は医師の勧めに従うことがよいとされました。

このパターナリズムモデルは、一刻の猶予もない救急医療の現場や急性疾患の治療の場合には有用ですが、医師の意見を押し付ける結果になることが多く、患者の自己決定の権利を尊重した現代の臨床現場にはふさわしいものとは言えなくなってきました。

4 情報提供型モデル

情報提供型モデルは、患者の考え方や価値観が強調される、患者の自己決定を中心とした医療者―患者関係のモデルです。権威的パターナリズムに対する反論から生まれたモデルで、図 13-1 にあるように、パターナリズムモデルと両極端に位置しています。パターナリズムモデルへの反論としては、治療によるリスク・ベネフィットを明確に提示するのは医療者の役割だが、手術の危険性や薬の副作用が生存期間や症状の改善に見合う程度のものかどうかを決めるのは患者本人であるべきであり、患者は必ずしも医療に関して賢明な判断ができない存在だと決めつけることはできないといったものです。

情報提供型モデルにおいては、医療者はもっぱら医学の専門家として正確な情報提供に専心し、今後の治療方針の最終決定者は患者であるため、「科学者モ

デル」「技術者モデル」「消費者モデル」とも呼ばれています。

　情報提供型モデルにおいては，患者が自己決定をするために，医療者はすべての情報を選別せずに提供することになります。最終決定は患者が自身の価値観で行い，医療者の価値観は考慮されないという事態が起こり，医療者―患者間に価値観の共有はなくなってしまう可能性があります。したがって，医療者は医学的事実のみに忠実となり，倫理的価値判断を放棄していることになります。このような疎遠な医療者―患者関係においては，共感のある温かい人間関係や相互理解の欠落が起こりえます。

5 相互参加型モデル（shared decision making）―分担された意思決定から共有された意思決定へ

　欧米で提唱されたさまざまな医療者―患者関係モデルは，必ずしも現代の日本の臨床現場の実情にふさわしいモデルとは言えない場合も多いため，ここでは「相互参加型モデル」という言葉を用いることにします。

　医療者の考え方や価値観だけが強調されるパターナリズムモデルや，反対に患者の考え方や価値観だけが強調される情報提供型モデルという両極端な医療者―患者関係への反省から，医療者と患者双方が意思決定に関与する相互参加型モデル（shared decision making）が提唱されました。

　"shared"という言葉の持つニュアンスの微妙な違い（分担～共有）から，相互参加型モデルには，医師の価値観をあまり提示しない，より情報提供型モデルに近いものから，医師の価値観を患者に勧めるパターナリズムモデルに近いものまで，その意味するところの範囲は広いものです。

1）分担された意思決定

　"shared decision making"を「分担された意思決定」と解釈する立場では，医療者・患者双方が今後の治療方針における意思決定に参加するけれども，医学的事実判断は主に医療者が，価値判断は主に患者が分担するという意味において，より情報提供型モデルに近いと言えます。

　「分担された意思決定」においては，患者は，医療者との対話により自分自身の価値観を明確にすることになりますので，「翻訳モデル」あるいは「解釈モデル」とも言われています。そして，「相互参加」が強調されていますが，最終的価値判断においては患者の主体性が優先されることになります。このモデルにおいては，医療者はカウンセラー的役割を担い，強い指示的発言はあまりしないため，もし患者が誤った判断をした場合には，よい医療者―患者関係を築くためには十分とは言えないこともありえます。

2）共有された意思決定

　"shared decision making"を「共有された意思決定」と解釈する立場では，より相互参加・協働的プロセスやコミュニケーションが強調され，「対話型モデル」と言い換えることもできます。

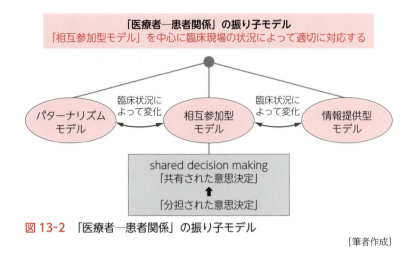

図13-2 「医療者―患者関係」の振り子モデル

[筆者作成]

「共有された意思決定」においては，価値判断の基本的枠組みは患者が決めますが，相互の対話をより強調することにより，患者が自身にとって不利な治療法を選択した場合には，対話を繰り返し，医療専門家の良心として説得をする必要があります。この説得により，患者の考え方や価値観は変化する余地があり，最終決定の変更を促すことも可能となります。そして，患者からの同意のもとに，個々の状況における具体的な治療方針を医療者が決めていきます。もし両者の価値判断に不一致が生じた場合には，中立的第三者を交えた話し合いが持たれたり，倫理コンサルテーションが行われることになります。

しかし，対話に際して，医療者が一方的に意見を押し付ければ，パターナリズムモデルの弊害に陥るし，また患者と距離を置きすぎれば，情報提供型モデルのように，医療者―患者関係が疎遠になりすぎることになります。

したがって，適切な「共有された意思決定」を実践するためには，信頼関係に基づいた「徳の倫理」という考え方が必要となります。患者に対する共感や思いやりのような「徳」を伴ったコミュニケーション・信頼関係がより適切な医療者―患者関係を構築し，患者にも，"自分のために考えてくれている"医療者のアドバイスを受け入れる余地をつくることになります。

6 振り子モデルとしての「医療者―患者関係」（図13-2）

日本の現状にふさわしい「医療者―患者関係」モデルとして，振り子モデルを提示してみます。医療者―患者関係は，図13-2のように，さまざまな臨床の状況に応じて変化し（fluctuate），固定的ではないことを，臨床の現場に従事している医療者の方々は，実感として感じていることでしょう。実際には，相互参加型モデルを中心として，振り子のように，パターナリズム〜相互参加型モデル〜情報提供型モデルの間を行ったり来たりしています。それは，①個々の患者の性格やその時の精神状態，②疾患，③病期，によって変化し，また，④

同一患者における，一つの意思決定のプロセスの中においても，"揺れる思い"として振り子の針のように揺れています。

医療者は，「その時の」「その患者の」「その病状や精神状態」に十分に配慮して，その状況にふさわしい医療者―患者関係を考え，適切なコミュニケーションを図る実践知が求められます。

7 チーム医療と多職種協働

これまで一人の医師対患者という構図で捉えられてきた「医師―患者関係」は，近年では，医療の高度化・専門化のために多くの医療従事者が関わることになり，複雑化し，チーム医療が不可欠となりました。すなわち，「医師―患者関係」から「医療者―患者関係」へと発想の転換をする必要が出てきました。

実際，一人の患者を中心とした医療を考える時，医師だけでなく，看護師・検査技師・放射線技師・薬剤師・事務職・介護専門家・福祉専門家など，多くの医療従事者が関わることになります。また，最近では，在宅医療が推進され，患者の生活を含めた地域包括ケアが避けて通れないものになってきています。このような多職種協働という考え方を視野の中心に据えたチーム医療や地域包括ケアは，今後の日本の医療を考えるうえで重要な課題です。

実際，医療ケアチーム内で意見や行動に不一致（conflict）がある場合には，患者に不安や動揺を与える結果となるため，チーム医療などの多職種協働を実践するすべての人々の視点が中心となる患者に向けられ，チーム内での意見の不一致がないことが望まれます。

IV 信認（信託）関係（fiduciary relationship）

よりよい相互参加型モデルや shared decision making を実践するためには，医療者と患者の間に信認（信託）関係（fiduciary relationship）関係が必要です。「医療者が患者に対して信認義務を負っている」ということは，医療者は患者の最善の利益（best interest）および幸福（well-being）のため行動し，患者の尊厳に配慮しなければならないということを意味しています。

患者に対する信認義務を果たすために，医療者は，正しい臨床上の判断をすることができるように専門知識や専門技術の研鑽をし，また患者の立場にたった適切な情報開示・意思決定の支援（インフォームド・コンセント）を実践し，守秘義務を遵守し，本人の立場に立って医療を提供する必要があります。これらは，先述の多くの専門職としての倫理規範（綱領・指針）においても述べられています。

また，信認関係は，専門職関係という視点だけでなく，人間関係という視点としても医療者―患者関係を見つめ直すこともできます。すなわち，医療者は，病気だけでなく，患者の全生活・全人格に関心を持ち，配慮する必要があると

いうことです。医療者は医療に関する専門知識は有しているけれども，一人の人としての医療者と患者の間には，上下関係もなければ，主従の関係もありません。患者は自律的であり，医療者の専門知識に関する助言や助力を得て，その自律性は達成されます。医療者が患者の意向（価値観・人生観）や生活をよく理解し，医学的介入が患者の選択・価値観・ニーズを充足することによって，患者の満足度や治療の意義は初めて実現されることになります。

信認関係においては，受託者（医療者）は，自己の利益を二の次にして，委託者（患者）の最善の利益を求めて行動しなければなりません。すなわち，信認関係においては，一般のビジネス上の信用関係よりも，受託者に求められる倫理的水準は高いのです。なぜなら，信認関係は，尊厳や信頼の上に成り立つ契約だからです。したがって，ビジネス上の信用関係とは異なり，医療をビジネスという枠組みで単純に捉えることは適切ではありません。

倫理的助言

fiduciary relationship—医療における信認関係とビジネスにおける信用関係との違い

実際，介護保険の領域では，民間活力の活用という形でビジネス化が起こっていますし，最近では，医療においてもビジネスチャンスといった言葉を耳にします。しかし，fiduciary relationship である「医療者─患者関係」は，「生産者（サービス提供者）─消費者関係」と同じではありません。「医療消費者としての患者の権利」という言葉がしばしば使われますが，それは医療者─患者関係の一部を表しているにすぎません。したがって，ビジネス界では，当たり前と考えられている多くの行動が，医療本来の目的や理想と相いれない場合もあります。ビジネスにおいては，経営者は，顧客の利益よりも，自分自身や会社・株主の利益のために行動することが許されていますし，また利益を生む市場だけを対象にし，利益にならない部門からは撤退することもできます。さらに，売り上げを伸ばすために広告を出したりもします。しかし，医療は，利益になる患者だけを対象にすることは許されませんし，経営効率のよい診療科や検査・治療だけを残し，後は切り捨てるということも許されません。すなわち，医療は，商品ではなく，適切な医療を受ける国民としての当然の権利であり，生存権とも関係しているからです。医療に関しては，すべての国民が平等なアクセス権を持ち，国民は健康に生きる権利を持っています。そして，医療の目的は患者の福利・安寧（well-being）であり，利益はその主目的ではなく，二次的に付随してくるものと考えるべきです。

共感を伴った fiduciary relationship（信認関係）に基づく，よりよい「医療者─患者関係」は，医療の質の向上に寄与し，患者の満足度を高め，患者に安心して医療を受けてもらうことに貢献します。

第14章 倫理コンサルテーション
―日常臨床における倫理的ジレンマを解決に導くために―

> **学習目標**
>
> - 倫理コンサルテーションの目的と役割を理解する
> - 現在，自分の医療機関は以下のどのステージにあるのかを考え，そのステージに合った今後の取り組みを考える
>   ①日常臨床に潜んでいる倫理的問題に気づいている（倫理的気づき）
>   ②倫理的問題の解決方法を知っている
>   ③実際に問題解決のための多職種協働的アプローチができる
> - 倫理コンサルテーションの手順とコミュニケーションの重要性を理解する
>   ①4分割表の作成＝現場（ケース）の状況の把握・理解
>   ②倫理的論点の同定
>   ③論点の分析
>   ④（十分な話し合い）解決へ
> - 実際の事例を用いて，模擬倫理コンサルテーションを実施してみる

▶Case 14 倫理コンサルテーション
―ある日の昼休みの看護師さんたちの会話から

看護師A：	主治医の先生は手術を勧めているのだけれども，あの肺がんの患者さんは理由も言わずに「嫌だ，嫌だ」とわがままを言うので，私たちも困っているの…。
看護主任：	それって，患者さんのわがままだけではなく，倫理的な問題があるのではないかしら。
看護師B：	そういうケースって，私たちの病棟にもよくあるわ。乳がんの患者さんが，以前，ご主人が胆のうがんで亡くなったのだけれども，病院の対応がわるくて，医者が信じられないからといって，手術を拒否しているの。多分，先生の説明が不十分で，患者さんの不安が強いのだと思うのだけれども…。困ったものね。
看護主任：	患者さんが手術を拒否する理由をもっと聞いてあげて，不安をとってあげないと，適切な治療方針は決まらないわね。
看護師C：	私たちの消化器病棟にも，同じような患者さんがいるの。看護師が患者さんの気持ちをよく聞いてあげて，不安の原因もわかったのだけれども，先生たちとどうやってうまく話し合って解決に結びつけたらいいのかしら？
看護主任：	患者さんと医療ケアチームがお互いに理解することが必要ね。先生たちとの意思疎通をして，よく話し合うために倫理コンサルテーションに依頼してみましょう。

第14章　倫理コンサルテーション ―日常臨床における倫理的ジレンマを解決に導くために―

Keywords 倫理コンサルテーション，倫理的ジレンマ，倫理的気づき，倫理的問題の「同定」「分析」，倫理委員会

Discussion

　ある日の昼休み，看護師さんたちが，日頃のお互いの悩みを井戸端会議で話しています。まず，看護師Aは，患者さんをわがままだと先入観で決めつけて，その中に潜んでいる倫理的問題に気づいていない可能性があります。看護師Bは，倫理的問題に気づいていても，どのように解決したらよいのかわからない状況で，ただ単に悩みを打ち明け合う倫理井戸端会議の状況から抜け出せていません。このような状況では，直観的（時に直感的）あるいは経験的な意見や解決方法になってしまいます。看護師Cは，倫理的問題に気づき，患者さんから悩みを聞き出すという一歩前進したアプローチをしていますが，まだ，職種を越えた話し合いの仕方がわからないようです。それでは，看護主任が提案している倫理コンサルテーションに依頼をしてみましょう。

Q1 あなたは，日常臨床の実践において，直観的に「何かおかしい」「しっくりこない」と感じたことはありますか？　それは，どのようなことに関してでしたか？

Q2 あなたは，日常臨床の実践において，医療ケアチーム内で意見が一致せず，悩んだことがありますか？　それは，どのようなことですか？

Q3 あなたは，日常臨床の実践において，「患者に対する態度や接し方に一貫性がない」と感じた場面はありますか？　それは，どのようなことに関してでしたか？

I 倫理コンサルテーションとは

　「臨床倫理」の大きな目標の一つは，臨床の現場における悩みや意見の不一致を解決するための倫理コンサルテーションを実施でき，より倫理的に適切な臨床実践をすることです。臨床現場における倫理的ジレンマを解決する仕組みとして，**倫理コンサルテーション**は大変有用です。日本ではまだ十分に機能していませんが，海外の病院や介護施設ではすでに実際に行われています。今後これらの倫理的問題を考えていく必要性が求められてくることが予想されるため，日本でもこれから倫理コンサルテーションの仕組みを整備していく必要があります。

　倫理コンサルテーションとは，日常ケアや終末期ケアなど，医療・介護の実践の現場において生じたさまざまな倫理的問題について，関係者間で意見の不

一致や衝突があったり，悩んだり，コンフリクトが解決できない場合に，中立的第三者である倫理専門家による助言を受けることを指します。このような助言のシステムが，患者本人や家族，あるいは医療介護専門家などが，臨床やケアの現場で生じた「倫理的価値に関する問題」について悩んだ時，不安を軽減したり，対立を解決する糸口を与えることになります。

また，現在，「倫理コンサルテーションが適切に実施できるかどうか」は，病院評価の重要な評価項目にもなっています。そこで，日本臨床倫理学会は，臨床現場において適切な倫理的助言ができる人材を養成するために，臨床倫理認定士および臨床倫理専門士の認定研修を実施しています。

II 日常の医療ケアには多くの倫理的問題が潜んでいる

私たちは，日常の医療ケアの場面で「これは何かおかしいな？」「意見にズレがある」「態度や接し方に一貫性がない」「本当にこうやってよいのだろうか？」「しっくりこないな」などと，直観的に感じる場面があります。実際，これらの場面では，倫理的ジレンマが潜んでいることが多いのです。したがって，まず直観で立ち止まり，その後，じっくり論理的に考えてみるプロセスが大切です。

また，これらの場面においては，対応のテクニックを改善することによって解決するものも多くありますが，それらに含まれている倫理的な問題を明確にすることによって，よりよい医療ケアを提供できるようになることがしばしばあります。

III 微妙な倫理的価値の対立（＝倫理的ジレンマ）に気づく

このように「これは倫理的に問題なのだ」と気づくことを"倫理的気づき"と言います。しかし，忙しい日常の業務に埋もれて，私たちはこの倫理的気づきを認識する余裕すらないことがあります。なぜなら，誰が見ても明らかに倫理的に間違っている問題だけでなく，「どちらかが明らかに正しく，どちらかが明らかに間違っている」ということがはっきりしない微妙な問題が，日常臨床の場面には大変たくさんあるからです。このような微妙な倫理的価値の対立を"倫理的ジレンマ"と言います。

IV 倫理コンサルテーションの役割

倫理コンサルテーションは，日常ケアに潜む倫理的問題に気づき，そのジレンマを解決するためのアプローチです。その役割は，医療やケアの内容を批判するものではありません。「何をすべきである」という指示をするものでもありませんし，また，本人や家族など関係者に代わって決断・決定をするものでも

ありません。関係者間の対話を円滑にし，依頼した人（医療ケア担当者・患者・家族など）が，今後の方針について判断・決定できるようにアドバイス・支援をします。そして可能であれば，実際の解決策につながる提案をします。

家族や主治医は，今後も治療やケアにおいて，患者にとって大変重要な役割を果たすことになりますので，倫理的助言者は，患者本人とそれらの人々との関係がうまく保てるように，感情的対立やしこりを残さないようなコミュニケーションを心がけ，アドバイスをしていく必要があります。日常臨床における悩みを一人で抱え込まないで，倫理コンサルテーションに依頼して，アドバイスを受けることが，現場の倫理的ジレンマを解決するために役立ちます。

倫理コンサルテーションについて，臨床現場における問題の検討が道徳的観点から批判的になされ，自分たちの医療やケアの問題点を暴くものだという誤った印象や先入観を持っている人々もいます。しかし，倫理コンサルテーションは，多職種の異なった視点を受け入れ，医療やケアの提供を受ける人，そして医療ケアを提供する人のために，前に進む最善の方法を，共感を持って考えるものです。したがって，そのプロセスにおいては，開かれた対話・コミュニケーションが大切になってきます。

V 誰が倫理コンサルテーションに助言を求めるのか？

倫理コンサルテーションの依頼者については，患者本人や施設入所者，家族，医師，看護師，介護従事者などの関係者が，自分だけでは解決できない問題に突き当たった場合に，誰でも助言を依頼することができます。

VI アドバイスをする中立的第三者である倫理専門家とは，どのような人か？

倫理コンサルテーションにおいて，助言をしたり，ファシリテーターの役割を果たすのは，適切な倫理的助言をするためのトレーニングを受けた人たちが中心になります。また，時に医療や介護の知識が求められることもありますが，最低限，現場の状況を把握・理解する能力が必要とされます。次に，医療倫理・臨床倫理・介護倫理の基本的知識が必要です。ただ，医療や介護の現場では，倫理だけではなく，同じ社会規範である「法」が問題となる（例えば，終末期の延命治療の中止など）ので，法の基本的知識も必要となります。しかし，これらすべての知識を一人の人が持つことはできないので，時に数人で共同して行うことでこれらの領域をカバーします。しかし，一番大切なのは，「押し付けずに」「現場の意見をよく聴き」共感的に接する能力であり，このような人間的態度と，適切なコミュニケーション能力は必須と言われています（箕岡真子，稲葉一人：わかりやすい倫理―日常ケアに潜む倫理的ジレンマを解決するために．第2章．ワールドプランニング，2011より）。

医学的事項	患者の意向
QOL	周囲の状況

図14-1　4分割表―現場の状況を把握・理解する

VII 倫理委員会との違い

　　　　大病院では，倫理コンサルテーションと倫理委員会の両者を備えているところも多いですが，一方のみで機能している施設もあります。一般的に倫理委員会は多職種からなる数人以上の構成ですが，倫理コンサルテーションはより少人数の構成で倫理的専門知識も豊富なため迅速に対応できます。また，研究倫理に関することは倫理委員会で検討することが多いですが，臨床研究では，患者が被験者になることが多いので，倫理コンサルテーションに諮る場合も想定されます。

VIII 倫理コンサルテーションの手順

　　　　倫理コンサルテーションにおいては，関係者間の対話を円滑にしたり，促進したりして，十分なコミュニケーションをとることが重要です。そして，ケースに関する情報を集め，理解するために，4分割表をつくっておくことは大変役立ちます。

　4分割表（図14-1）をもとに，倫理的論点を明確にし，それを「同定」「分析」します。そして，さらなる対話を通じて倫理専門家の助言を受けながら，多職種協働の作業として，解決に向かう話し合いを繰り返します。日常臨床の倫理的問題は，同様な事例でもケースごとに個性があって解決策は異なり，正解が一つではないことを念頭に置いて，他者の意見を受け入れる心の余裕を持ちながら話し合いに臨むことが大切です。

第14章 倫理コンサルテーション ―日常臨床における倫理的ジレンマを解決に導くために―

IX できる限り正しい一次情報を収集する

　倫理専門家であっても，正しい事実認識がなければ正しい倫理的判断はできないため，できる限り正しい情報を収集することを心がけます。もし，可能であれば，二次データ（間接的に得た情報）を鵜呑みにせず，一次データを集めることも必要です。そして，一次データは「医学的事実」についてだけでなく，「本人の価値観・人生観」についてのデータも大変重要だということを忘れないでください。

　患者本人が意思表示できない場合には，家族から話を聞くことになりますが，とくに「家族の意見を聞くこと」の倫理的意義について考えておく必要があります。すなわち，家族のその意見は，「家族自身の願望なのか？」それとも「患者本人の意思願望を推測・反映しているのか？」という微妙な倫理的違いについて，感覚を研ぎ澄まして話を聴くことが大切です。そして，それらの情報をもとに，依頼者や関係者が重要な決断をするために支援をすることが倫理コンサルテーションの重要な役割です。

倫理的助言

　ある倫理コンサルテーションを終わった後，参加者から以下のような感想をいただきました。
　「よい勉強をさせていただきました。多職種協働のケアの実践の前提には"多職種協学"があると思っています。しかし，医療のことなどに関しては共通認識を持とうとすればケア職はひたすら医療職を追いかけなければならず，そこには疲弊と諦めが伴うのが常です。しかし，"医療やケアにおける倫理"という視点は，医者にとっても看護師にとってもケアマネやケア職にとってもまったく新しい視点で，横一線のスタートを切れる格好の協学の材料であると思います。倫理的ジレンマを意識することは，私たちのケアや医療の質を高めるだけでなく，私たちの心のケアにつながることになりそうだということです。利用者さんや患者さん，またスタッフ間のやり取りをめぐって，もやもやしている感情が，倫理的ジレンマとして整理することで，腑に落ちるものとなるような気がします。これも新しい発見でした。」
　まさに，倫理コンサルテーションの本質を言い表している感想でした。

付録 1　POLST（DNAR 指示を含む）

「生命を脅かす疾患」に直面している患者の医療処置（蘇生処置を含む）に関する医師による指示

　　私，担当医（担当医師氏名）＿＿＿＿＿＿＿＿＿＿は，患者本人（あるいは適切な代理判断者）によって，適切なインフォームド・コンセントがなされ，公正な手続きを経て，このPOLST（DNAR指示を含む）書式にある医療処置の制限が決定されたことを認めます。
　　書式は，カルテに正式に記載されています。
- 話し合いの参加者：　□患者　　□配偶者
　　　　　　　　　　　□その他＿＿＿＿＿＿＿，＿＿＿＿＿＿＿，＿＿＿＿＿＿＿
- 医療ケアチーム内の話し合いの参加者：（氏名）（職種）
　　　　　　　　　　　＿＿＿＿＿＿＿，＿＿＿＿＿＿＿，＿＿＿＿＿＿＿，
　　　　　　　　　　　＿＿＿＿＿＿＿，＿＿＿＿＿＿＿，＿＿＿＿＿＿＿

担当医師氏名＿＿＿＿＿＿＿＿＿＿＿＿＿

連絡先＿＿＿＿＿＿＿＿＿＿＿　日付＿＿＿＿＿＿＿＿＿＿＿

〈患者（代理判断者）記入欄〉

　　患者（患者氏名）＿＿＿＿＿＿＿＿＿＿においては，「生命を脅かす疾患」に直面した場合の医療処置の制限や，心肺停止に陥った場合の蘇生処置の制限について，本書式の方法を望みます。
- 現在の病状について理解しました。
- 以下の制限する医療処置の内容について理解しました。
- また，これらの指示は，私の意思で，いつでも撤回できることを理解しています。

サイン＿＿＿＿＿＿＿＿＿＿＿＿㊞（患者または代理判断者）

日　付＿＿＿＿＿　年　　　月　　　日

【POLST（DNAR指示を含む）と，患者作成の事前指示の内容が異なっている場合には，POLST（DNAR指示を含む）を優先することに同意します】

付録1　POLST（DNAR指示を含む）

セクションA：心肺停止（CPA）の場合；心肺蘇生術（CPR）について1つを選ぶ

☐ すべての心肺蘇生術（CPR）を実施してください　　resuscitate（full code）

☐ 心肺蘇生術（CPR）を実施しないでください　　do not attempt resuscitation

患者が，心肺停止（CPA）の状態でない場合には，セクションBとCの指示に従ってください

セクションB：心肺停止の状態ではない場合；
生命を脅かす疾患に直面しているが，CPAの状態ではない（脈拍が触知したり，呼吸をしている）場合；1つを選ぶ

☐ **苦痛緩和を最優先とする医療処置（a）；**
患者の尊厳に配慮し，敬意をはらって対処してください。経口的に水分や栄養を補給するなどの適切な処置は実施してください。また，身体清潔にも配慮してください。疼痛や不快な症状を軽減するための投薬・体位交換・創傷処置などは実施してください。また症状を軽減するために酸素投与・吸引・用手気道確保が必要であれば実施してください。
- **救急隊への指示**：患者は生命維持治療のために病院へ搬送されることを望んでいません。現在の状況が，上記の（a）緩和ケア的処置（comfort measures）では，苦痛を軽減できない場合のみ病院へ搬送してください。対応が明確でない場合には，主治医または搬送先病院の担当医，あるいは当日のMC（medical control）の救急隊指導医にコンサルトしてください。

☐ **非侵襲的医療処置（b）；**
上記の緩和ケア的処置（a）に加えて，心臓モニタリングおよび投薬（経口・経静脈）処置を実施してください。
- **救急隊への指示**：もし適応があれば，病院へ搬送してください。医療機器を用いた気道確保（気管内挿管）はしないでください。対応が明確でない場合には，主治医または搬送先病院の担当医，あるいは当日のMCの救急隊指導医にコンサルトしてください。
- **医療機関への指示**：ICU管理に入れないでください。

☐ **侵襲的医療も含む医療処置　full treatment（c）；**
上記の処置（a）（b）に加えて，医療機器を用いた気道確保（気管内挿管），人工呼吸器，除細動等を実施してください。
- **医療機関への指示**：適応があれば，ICU管理をしてください。

その他の指示：

セクションC：その他の医療処置
人工的水分栄養補給

☐ 経管栄養（胃ろうを含む）を実施する

☐ 経管栄養を実施しない

☐ 点滴を実施する

☐ 点滴を実施しない

その他の指示：

抗菌薬および血液製剤

- ☐ 抗菌薬を投与する
- ☐ 抗菌薬を投与しない
- ☐ 血液製剤を投与する
- ☐ 血液製剤を投与しない

その他の指示：

人工透析

- ☐ 人工透析を実施する
- ☐ 人工透析を実施しない

その他の指示：

セクションD：患者による事前指示

以下の書類が存在します

- ☐ なし
- ☐ リビングウィル（望まない医療処置の内容）
- ☐ 医療に関する代理判断者の指名
  （氏名）（本人との関係）　　　　　　　　　　　，

その他の指示：

セクションE：変更・更新（確認）した日

1)　　　年　　　月　　　日　（初回作成日）
2)　　　年　　　月　　　日
3)　　　年　　　月　　　日

- POLST（DNAR指示）は，定期的に見直してください。
- また，以下の場合にも，再評価してください。
  ①意思能力のある患者・意思能力のない患者の家族・医療ケアスタッフによる申し出があった場合
  ②患者が，別な医療機関や介護施設に移る場合
  ③患者の病状が変化した場合

付録 2　POLST（DNAR 指示を含む）作成に関するガイダンス

「生命を脅かす疾患」に直面している患者の医療処置（蘇生処置を含む）に関する医師による指示

現在，広く DNAR 指示（do not attempt resuscitation order）という言葉が用いられていますが，DNAR 指示は心肺停止（cardio pulmonary arrest；CPA）の際に，心肺蘇生術（cardio pulmonary resuscitation；CPR）を実施しないという患者（家族）の意思に沿って，医師が出す指示（order）です。したがって，DNAR 指示は，CPR 以外の治療方針に影響を与えてはなりませんが，とくに「生命を脅かす疾患」に直面している患者においては，他の医療処置の内容についても，具体的に十分に考慮する必要があります。

そこで，当書式は，DNAR 指示という形式ではなく，CPR 以外の医療処置についての指示も含んだ POLST（physician order for life sustaining treatment）という形式を採用しています。

POLST（DNAR 指示を含む）作成のプロセスにおいては，以下の項目に留意をしてください。

1　POLST（DNAR 指示を含む）作成に際して，患者本人・家族（関係者）および医療ケアチーム内で十分なコミュニケーションがなされていますか？

☐ 意思決定のプロセスにおけるコミュニケーションの重要性

POLST（DNAR 指示を含む）指示の必要性について適切に評価した後，患者本人や家族らに対して，本人に意思能力がある早い段階からのコミュニケーションが大切です。そして，わかりやすい情報の提供に心がけ，丁寧に話し合いを繰り返すことが必要です。

- 「意思能力のある患者本人」と，医療ケアチームとのコミュニケーションは適切になされていますか？
- 「意思能力のある患者本人」と「家族などの近親者」とのコミュニケーションは適切になされていますか？
- 「意思能力のある患者」の「家族」と，医療ケアチームとのコミュニケーションは適切になされていますか？
- 「意思能力のない患者」の「家族」と，医療ケアチームとのコミュニケーションは適切になされていますか？
- 医療ケアチーム内におけるコミュニケーションは適切になされていますか？看護師など他のスタッフや，主治医以外の医師との十分な話し合い・合意は重要です。

（注：意思能力とは，自分の受ける医療やケアの内容について，理解し判断・決定する能力を指します）

2 今後の医療について，患者本人の意思は尊重されていますか？

- ☐ 患者の自己決定することができる「意思能力」の有無の確認
- ☐ 患者に意思能力があれば，医師は，原則として患者の意向を尊重します
- ☐ 治療方針やCPAの可能性について事前に患者と話し合ってください
  - 患者が自己決定（informed decision making）できるように十分な情報を提供します
  - わかりやすい提案をします
  - POLST（DNAR指示を含む）に関する話し合いは，本人に意思能力のある外来の時点，あるいは入院後早い時期の危機的状況になる前に始められることが望ましいです．具体的には，CPRについてだけでなく，他のどのような医療的処置をするのか，しないのかを示しておくことが望ましいです
- ☐ POLST（DNAR指示を含む）について，繰り返し患者と話し合ってください
  - POLST（DNAR指示を含む）後も，緩和ケアを含めた適切な医療ケアは継続的に提供されることを説明します
- ☐ POLST（DNAR指示を含む）作成後も，定期的に，話し合ってください
  - 家族などの関係者も参加することが望ましいです
- ☐ 意思決定が不可能な患者のPOLST（DNAR指示を含む）は，患者の意向や患者にとっての最善の利益に基づいて決定します（3 家族の代理判断項を参照）
  - 蘇生などに関する意思決定は，（書式などによる）患者の意向に沿うようにします
  - 患者本人が書いた事前指示を尊重することが望ましいので，事前指示の作成を提案します

3 患者本人が意思表明できない場合の代理判断，家族および近親者の考えを尊重していますか？

1）代理判断者について

- ☐ POLST（DNAR指示を含む）は，患者本人の自己決定を基本としていますが，本人が意思表明できない場合には，家族等が代理判断をします
- ☐ 代理判断者には，代理判断をする人一般を指すsurrogateと，本人が指名したproxyがあります．患者の自律の視点からは，本人が指名したproxyが，より適切であると言えます．
- ☐ 家族等は，代理判断者として適切ですか？　以下の要件について考えてください．
  - 代理判断者は，患者の性格・価値観・人生観等について十分に知り，その意思を的確に推定することができますか？
  - 代理判断者は，患者の病状・治療内容・予後等について，十分な情報と正

確な認識を持っていますか？
- 代理判断者の意思表示は，患者の立場に立ったうえで，真摯な考慮に基づいたものですか？

☐ 代理判断をする適切な家族がいない場合には，誰が代理判断者として適切なのかを関係者で話し合ってください
- 代理判断者は，一人ですべてを決める必要はありません。関係者間の「コミュニケーションの中心」としての役割を担ってください
- 倫理コンサルテーションや倫理委員会は，中立的第三者としての助言をするのに役立ちます

2) 代理判断の内容の適切性について

☐ 主治医をはじめとする医療ケア専門家は，家族等が適切な代理判断をすることができるように支援をします
- 家族等が，「患者のかつての願望」「患者の価値観に基づいて推定された願望」「家族自身の願望」「患者の最善の利益」について，適切に区別できるように支援することが重要です
- とくに，家族等の判断や決定は，本当に「患者本人の意思を推定あるいは反映しているのか？」，もしかしたら「家族自身の願望とか都合ではないのか？」という倫理的に微妙な違いに敏感になる必要があります
- したがって，家族との面談の最も重要な意義は，家族を通じて患者の真意を知ることだと言えます

☐ 家族等（代理判断者）は，患者のかつての願望（事前指示）を尊重していますか？
- 蘇生などに関する意思決定は，（書式などによる）患者の意向に沿うこと
- 患者本人の事前指示があれば，それを尊重します
- 事前指示の内容が，現在の本人の病状や最善の利益に合致するかどうか検討してください
- 代理判断者による決定内容が，本人の事前指示の内容と異なった場合には，「セクションＤ；患者による事前指示」の欄に，その変更内容・理由などを書き入れてください

☐ 家族等（代理判断者）は，患者の意思を適切に推定していますか？
- 現在意思能力がない患者が，もし当該状況において意思能力があるとしたら行ったであろう決定を代理判断者がすることです
- 患者自身の価値観・人生観などを考慮し，それと矛盾がない判断を，代理判断者が本人に代わってなすことを意味します

☐ 家族等（代理判断者）は，患者の最善の利益について配慮していますか？
- 「当該治療による患者の利益が，本当に患者の負担を上回っているのかどうか」「本人にとって何が最もよいことなのか」について，関係者皆でコミュニケーションを深めてください

- 最善の利益に関する判断は，判断をする人の価値観に左右されたり，恣意的になりがちです．中立的第三者の意見を取り入れるなど，独善的にならないよう配慮をしてください．また，他人は，患者本人のQOL（quality of life）を低く見積もる傾向があるとの研究結果もありますから，その点についても十分に配慮してください
- 「患者が望むであろうこと」に可能な限り近づけるように話し合ってください

☐ 家族等（代理判断者）は，患者と利益相反はありませんか？
☐ 家族等（関係者）内で，意見の相違はありませんか？
☐ 医師は，家族等などの代理判断者の考え方や意向（家族自身の願望）も十分聴取し，可能な限り尊重します．しかし，「家族自身の願望」は，「患者本人の願望」を上回るものではありません
☐ 家族等が，意思決定の際，あるいは意思決定後の不安や罪悪感に対処できるようにするための支援も重要です

4 POLST（DNAR指示を含む）に関する医学的事項

☐ 医師は，患者がPOLST（DNAR指示を含む）を出すのにふさわしい医学的病態かどうかについて熟慮してください
- CPAの際には，CPRは基本的治療手技です
- POLST（DNAR指示を含む）は「生命を脅かす疾患」に直面している患者，あるいは治癒の可能性のない患者に適応されます
- 病状・治療の有益性や無益性について十分に考察してください
- 予期されていない事態が起こった場合には，さらに慎重な考慮が必要です

☐ 患者および家族の意向は十分に斟酌されるべきですが，もしその当該治療が有益でなく不適切な場合には，医師はその旨を患者（家族）に十分説明し，理解を得るよう努めてください

☐ 医師がDNAR指示を書くことができるのは，蘇生が医学的に適応がない（心肺機能の回復が望めない）場合です
- 他の医師によるセカンドオピニオンを得たり，中立的第三者の意見を聴取することが大切です

☐ 「すべてのCPAに対して，CPRを実施しないのか？」を確認してください
①あらゆるCPAに対してCPRを実施しません：もともとの患者本人の原疾患自体がターミナルなので，不測の別の原因でCPAが起きたとしてもCPRを望みません
②不測のCPAが起こった場合には，CPRを実施します：原疾患から予測されるCPAに対してはCPRを実施しませんが，不測の別の原因でCPAが起きた場合には，CPRを実施します

- ☐ "無益性（futility）"の概念について
  - 医学的無益性の判断そのものにも，医療者の価値観や主観が入る可能性がありますので注意が必要です（例えば「回復することはまれである」「その治療は無益である」といった場合，イメージする頻度（成功の可能性）には医療者によってばらつきがあると言われています）
  - また，無益性の判断には，医学的事項のみでなく，患者の価値観・望んでいる QOL や治療目標などについても考慮する必要があります
  - 十分な情報提供を受け，コミュニケーションがなされた患者が表明した治療目標や望む QOL が，CPR を実施することによって達成できないのであれば，その CPR は無益（futile）という判断をすることができるでしょう
- ☐ DNAR 指示は，蘇生に特異的に関わるものです。その患者にとって適切な他の医療ケアを提供することを妨げてはなりません
  - DNAR 指示は，CPR 以外の治療方針に影響を与えません
  - CPR 以外の，他の延命治療に関する具体的指示については，POLST（physician order for life sustaining treatment）の書式を使用してください（付録1）
- ☐ CPA を含む急変時に，すでに出されている POLST（DNAR 指示を含む）に従うかどうか，担当医に確認する時間的余裕がある場合には，再確認してください

5 POLST（DNAR 指示を含む）指示作成の手続きについて

- ☐ 意思決定のプロセスにおけるコミュニケーションの重要性
- ☐ 定期的な話し合いと信頼関係の構築の重要性
- ☐ 意思決定プロセスについての，記録は適切になされていますか？
  - カンファレンスの議事録
  - 決定内容の記録
- ☐ POLST（DNAR 指示を含む）はカルテに記載してください
- ☐ 意見の不一致がある場合の解決方法
  - 関係者間の十分な話し合いで，意見が一致することが望ましいですが，意見の不一致がある場合には，セカンドオピニオンを求めたり，以下の倫理コンサルテーションや倫理委員会に意見を求めてください
  - 倫理コンサルテーション
  - 倫理委員会
- ☐ 意思決定のプロセスが「終末期医療の決定プロセスに関するガイドライン」（厚生労働省，2007）に沿っているかどうかを，再確認してください
  - POLST（DNAR 指示を含む）は「延命治療差控え中止に関するガイドライン」（厚生労働省）に沿ってなされる必要があります

6 POLST（DNAR指示を含む）後の配慮

- ☐ 決定内容についての再評価と変更・更新
  - POLST（DNAR指示を含む）を出した後にも，患者と定期的に話し合いを持ってください
- ☐ 決定内容を取り消すことができる場合
  - 以下の場合には，現在出されているPOLST（DNAR指示を含む）の適切性について再検討してください
  - 意思能力のある患者による申し出
  - 意思能力のない患者の家族による申し出
  - 医師・看護師などのスタッフによる申し出
  - 患者が，別な医療機関や介護施設に移る時
  - 患者の病状が変化した時
- ☐ 緩和ケアの重要性
  - POLST（DNAR指示を含む）は，必要な医療やケアを提供することを妨げてはなりません
  - POLST（DNAR指示を含む）は，提供される医療の質を落としてはいけません。何が，その患者本人にとって最適な医療なのかを常に考えてください。また，緩和ケア的アプローチは，「生命を脅かす疾患」に直面している患者本人だけでなく，家族に対しても重要です
  - 患者に，今後も医療ケアは継続的に提供されることを説明してください。患者は，POLST（DNAR指示を含む）後，医師が自分のことを諦めてしまうのではないかと心配しています。患者と定期的に話し合い，本人にとってより適切な緩和ケアなどについて説明してください
- ☐ 患者に臓器提供の意向がある場合には，移植の準備ができるまでPOLST（DNAR指示を含む）は，一時的に停止することができます
- ☐ 手術・麻酔をする場合には，POLST（DNAR指示を含む）は，一時的に停止することができます

★ 今後も継続して検討が必要な事項

- POLST（DNAR指示を含む）が出ている場合の，救急隊の救命処置について
- 施設などにおける看取りが予定されている高齢者の救急搬送について
- 今回提示したPOLST（DNAR指示を含む）に関する書式・ガイダンスは，今後，日本臨床倫理学会の会員や，関係者の意見を反映し，定期的に，あるいは随時，評価・変更・改良していくことが望ましいです

文 献

引用文献

1) Keyserling EW：生命の尊厳と生命の質は両立可能か．バイオエシックスの基礎―欧米の「生命倫理」論，加藤尚武，飯田亘之 編，東海大学出版，神奈川，1988，p 5.
2) Grisso T, Appelbaum PS：Assessing Competence to Consent to Treatment. Oxford University Press, 1998. 2章
3) 箕岡真子，稲葉一人：わかりやすい倫理―日常ケアに潜む倫理的ジレンマを解決するために．ワールドプランニング，東京，2011，pp 57-58. 4章
4) 厚生労働省「身体拘束ゼロ作戦推進会議」：身体拘束ゼロへの手引き―高齢者ケアに関わるすべての人に．厚生労働省，2001. 5章
5) 神﨑恒一：アルツハイマー病の臨床診断．日老医誌 2012；49：421. 5章
6) 厚生労働省：医療・介護関係事業者における個人情報の適切な取扱いのためのガイドライン．厚生労働省，2004.
7) 厚生労働省：終末期医療の決定プロセスに関するガイドライン．厚生労働省，2007. 8章 付録2
8) 厚生労働省：人生の最終段階における医療の決定プロセスに関するガイドライン．厚生労働省，2015. 8章
9) 日本臨床倫理学会クイックレスポンス部会：アメリカオレゴン州ブリタニー・メイナードのケース．http://square.umin.ac.jp/j-ethics/topic_2_5_1.htm 8章
10) 箕岡真子：蘇生不要指示のゆくえ―医療者のためのDNARの倫理．ワールドプランニング，東京，2012. 9章
11) 日本臨床倫理学会：POLST（DNAR指示を含む）作成指針―「生命を脅かす疾患」に直面している患者の医療処置（蘇生処置を含む）に関する医師による指示書．http://square.umin.ac.jp/j-ethics/workinggroup.htm 9章
12) 日本救急医学会救命救急法検討委員会：DNR（DNAR）の定義（日救急医会誌，1995）．http://www.jaam.jp/html/dictionary/dictionary/word/0308.htm 9章
13) 日本医学会：医療における遺伝学的検査・診断に関するガイドライン．日本医学会，2011.
14) 日本医師会会員の倫理・資質向上委員会：医師の職業倫理指針．第3版，日本医師会，東京，2016. 13章
15) 日本看護協会：看護者の倫理綱領．日本看護協会，東京，2003. 13章
16) 厚生労働省：人生の最終段階における医療の決定プロセスに関するガイドライン（2015改正）．厚生労働省，2015. 付録2

参考文献

- 赤林朗 編：入門・医療倫理Ｉ〔改訂版〕．勁草書房，東京，2017.
- Brock DW：The Ideal of Shared Decision making Between Physician and Patient. Kennedy Inst Ethics J. 1991；1（1）：28-47.
- Brock DW, Wartman SA：Sounding Board- When competent patients make irrational choices.

N Engl J Med. 1990；322（22）：1595-1599.
- Callahan D：Bioethics. Encyclopedia of Bioethics, 1995, pp 247-256.
- Conrad P：The noncompliant patient in search of autonomy. Hastings Cent Rep. 1987；17（4）：15-17.
- Emanuel EJ, Emanuel LL：Four models of the physician-patient relationship. JAMA. 1992；267（16）：2221-2226.
- 稲葉一人，箕岡真子：虐待の通報・通告．総合ケア．2007；17（7）：61-67.
- 稲葉一人，箕岡真子：守秘義務と個人情報保護．総合ケア．2007；17（10）：59-66.
- 甲斐克則 編：医事法と終末期医療．医事法講座第4巻，信山社，東京，2013.
- 近藤均，中里巧，盛永審一郎，他 編：生命倫理事典．太陽出版，東京，2002.
- Lo B：Resolving Ethical Dilemmas- A Guide for Clinicians. Lippincott Williams & Wilkins, Philadelphia, 2005.
- バーナード・ロウ：医療の倫理ジレンマ解決への手引き―患者の心を理解するために．北野喜良，中沢英之，小宮良輔 監訳，西村書店，新潟，2003.
- 箕岡真子：バイオエシックスの視点よりみた認知症高齢者における自己決定と代理判断．成年後見と医療行為，新井誠 編，日本評論社，東京，2007, pp 159-188.
- 箕岡真子：守秘義務と個人情報保護．家で死ぬための医療とケア在宅看取り学の実践．新田國夫 編著，医歯薬出版，東京，2007, p 141.
- 箕岡真子，稲葉一人 編著：ケースから学ぶ高齢者ケアにおける介護倫理．医歯薬出版，東京，2008.
- 箕岡真子：認知症ケアの倫理．ワールドプランニング，東京，2010.
- 箕岡真子：「私の四つのお願い」の書き方―医療のための事前指示書．ワールドプランニング，東京，2011.
- 箕岡真子，稲葉一人：わかりやすい倫理―日常ケアに潜む倫理的ジレンマを解決するために．ワールドプランニング，東京，2011.
- 箕岡真子：蘇生不要指示のゆくえ―医療者のためのDNARの倫理．ワールドプランニング，東京，2012.
- 箕岡真子：生命倫理/医療倫理―医療人としての基礎知識．医療経営士テキスト8，日本医療企画，東京，2013.
- 箕岡真子，稲葉一人，藤島一郎：摂食嚥下障害の倫理．ワールドプランニング，東京，2014.
- 箕岡真子：正しい看取りの意思確認．ワールドプランニング，東京，2015.
- Quill TE, Brody H：Physician recommendation power and patient choice. Ann Intern Med. 1996；125（9）：763-769.
- Szasz TS, Hollender MH：A contribution to the philosophy of medicine；the basic models of the doctor-patient relationship. AMA Arch Intern Med. 1956；97（5）：585-592.
- 内山雄一，他：タスキギー事件．シュレンドルフ事件．ネイタンソン事件．コンロイ事件．資料集生命倫理と法．資料集生命倫理と法編集委員会 編，太陽出版，東京，2003, p354, 355, 359, 365.
- Veatch RM：Resolving conflicts among principles. The Basics of Bioethics. 3rd edition. Routledge, London, 2011.

索引

数字

4分割表　27, 64, 123

A

ACP
　→アドバンス・ケア・プランニング
advance care planning
　→ACP
aid in dying
　→自殺幇助
ART
　→生殖補助技術
assisted suicide
　→自殺幇助
autonomy
　→自律，自律尊重原則

B

beneficence
　→善行原則
bereavement care
　→グリーフケア
best interests
　→最善の利益
BPSD
　→行動障害

C

capacity
　→意思決定能力
comfort care
　→快適ケア
competence
　→意思決定能力
CPA
　→心肺停止
CPR
　→心肺蘇生術

D

death with dignity　76
DNAR　75, 79, 85
　──指示　75, 80, 81, 84
　持続的──指示　86
DNR　81
　──指示　81

E

eugenic thought
　→優生思想

F

fact
　→医学的事実
fiduciary relationship
　→信認（信託）関係

I

independence
　→自立
informed choice
　→インフォームド・チョイス
informed consent
　→インフォームド・コンセント
informed refusal
　→インフォームド・リフューザル

J

justice
　→公正原則

M

MOLST　83

N

NIPT
　→無侵襲的出生前遺伝学的検査
non-maleficence
　→無危害原則

P

PEG
　→経皮内視鏡的胃ろう造設術
person-centered care
　→パーソンセンタード・ケア
POLST　75, 83, 125
positive event
　→よい出来事
proxy　68
proxy consent　23

Q

QALY　60
QOL　3, 13, 23, 27, 42, 44, 60, 66, 73, 74, 100, 107

索 引

quality of life
　→ QOL

S
sanctity of life
　→ SOL
shared decision making
　→共有された意思決定
SOL　3
surrogate　68

T
truth telling
　→真実告知

V
value
　→倫理的価値判断
VE
　→嚥下内視鏡検査
VF
　→嚥下造影検査
virtue ethics
　→徳倫理

W
well-being　13, 21, 43, 90, 104, 107, 117
WHO
　→世界保健機関

あ
アドバンス・ケア・プランニング　29, 34, 67, 74
安楽死　76

い
医学的事実　18, 66, 100, 115, 124
医師―患者関係　113
意思決定能力　12, 16, 21, 27, 29, 31, 66, 67, 68, 97, 102, 103, 105, 108
意思決定の支援　16, 67, 117
一宮身体拘束事件　45
遺伝カウンセリング　94, 97, 98
遺伝学的検査　94, 97
　無侵襲的出生前――　94, 96
遺伝性疾患　93, 95
易罹患性診断　94, 95
医療資源の配分　14, 58, 59, 60
医療者―患者関係　84, 113, 115, 116
医療同意　71
インフォームド・コンセント　11, 19, 20, 21, 23, 27, 33, 66, 67, 75, 94, 97, 103, 117
　――訴訟　21
　――の権利　12, 113
インフォームド・チョイス　19
インフォームド・レフューザル　19

う
ヴィーチのモデル　113
ウィリアム・バートリンク裁判　78
ウィローブルック事件　10

え
エホバの証人輸血拒否事件　21
エマニュエルのモデル　113
エリザベス・ボービア裁判　108
嚥下指導　107
嚥下造影検査　101
嚥下内視鏡検査　101
嚥下リハビリテーション　100

お
応召義務　112

か
快適ケア　74
神の委員会　14, 59, 61
借り腹　88
カレン・クィンラン裁判　78
川﨑協同病院事件　72
患者自己決定権法　82
カンタベリー事件　20
緩和ケア　74, 84

き
危害性　96
共有された意思決定　16, 67, 115, 117
共有性　96

く
クィル–ブローディのモデル　113
グリーフケア　74

け
経皮内視鏡的胃ろう造設術　29

こ
公正原則　11, 14, 47, 58
行動コントロールの倫理　37, 40, 46
行動障害　5, 7, 40, 43

高齢者虐待　54
高齢者虐待防止・養護者支援法　52, 54
告知　12, 25, 26, 33
　　真実――　27
　　病名――　27
個人情報保護法　52
コンロイ事件　21

さ

最善の利益　13, 54, 55, 67, 76, 83, 97, 102, 104, 117
サス−ホレンダーのモデル　113
サルゴ事件　20
サロゲート・マザー
　　→代理母

し

自殺幇助　76
事前指示　29, 67, 69, 76, 83, 84, 86
終末期　7, 29, 65, 74, 76, 84, 107, 108
出自を知る権利　88, 90, 91
出生前診断　90, 94, 95
守秘義務　12, 49, 50, 55
　　――の解除　51, 54, 55
シュレンドルフ事件　20
情報提供型モデル　114
職業倫理指針　113
知らないでいる権利　96
自律　5, 7, 16, 23, 26, 28, 41, 45, 76, 84, 108
　　――尊重原則　11, 12, 16, 20, 26, 33, 41, 47, 51, 66, 67, 75, 102, 104, 113
自立　2, 3, 5, 7, 43

知る権利　12, 34, 67, 88, 90, 96, 113
人工授精　88
　　配偶者間――　88
　　非配偶者間――　88
人工的水分栄養補給　7, 29
人工妊娠中絶　90
『人生の最終段階における医療の決定プロセスに関するガイドライン』　70
身体拘束　37, 40, 41
『身体拘束ゼロへの手引き』　41, 46
信認（信託）関係　117
心肺蘇生術　80, 84
心肺停止　80, 84

せ

生活の質　3, 27, 42, 74
生殖補助医療　87, 91
生殖補助技術　88
生命の質　3
生命の神聖性　3
生命の尊厳　3
世界保健機関　3
摂食嚥下障害　99, 100, 108
絶対的義務　51
善管注意義務　112
善行原則　11, 13, 15, 26, 41, 47, 102, 104, 114

そ

相互参加型モデル　115
相対的義務　51
尊厳　1, 2, 10, 40, 44, 46, 54, 113, 117
　　――死　76

た

代行判断　69, 70, 76
第三者提供　53, 88
胎児　89, 90, 95, 96
代諾　23, 72, 97
代理出産　88
代理母　88
代理判断　23, 68, 69, 71, 76
　　――者　28, 30, 68, 70, 73, 76
タスキギー事件　10
タラソフ事件　51

ち

着床前診断　89, 94, 95

つ

通報の義務　49, 51, 52, 54, 55

と

東海大学事件　69, 77
徳倫理　4
トリアージ　61

な

ナラティブ　32
ナンシー・クルーザン裁判　78

に

ニュルンベルク綱領　10
ニュルンベルク裁判　10
任意後見契約　30
認知症　2, 7, 14, 26, 40, 67, 70

ね

ネイタンソン事件　20

は

パーソンセンタード・ケア 4, 6
パターナリズム 26, 69, 113
 ──モデル 113
発症前診断 94, 97

ひ

ヒポクラテスの誓い 4, 26, 50, 114
秘密漏示罪 52

ふ

不変性 95, 96
プライバシー権 12, 51
振り子モデル 116
分担された意思決定 115

へ

ヘルシンキ宣言 10
ベルモントレポート 11

ほ

保因者診断 94, 95
ホスト・マザー
 →借り腹
母体保護法 90, 91

ま

マクロの配分 59

み

ミクロの配分 59

む

無危害原則 11, 13, 107

も

モーア事件 20
目的外使用 52, 53, 55

ゆ

優生思想 89, 91, 96
優生保護法 91
ユダヤ人慢性疾病病院事件 11

よ

よい出来事 5
予知性 95

り

リスボン宣言 2
リビングウィル 29, 70
臨床倫理認定士 32, 121
倫理4原則 9, 11, 14
倫理委員会 96, 123
倫理原則 4, 11, 14, 20, 41, 51, 75, 104
 ──の対立 15, 41, 47, 102, 104
倫理綱領 113
倫理コンサルテーション 104, 116, 119, 120, 124
倫理的価値判断 18, 100, 115
倫理的気づき 121
倫理的ジレンマ 15, 47, 104, 120, 124

― 著 者 ―

箕岡　真子　みのおか　まさこ

　日本臨床倫理学会 総務担当理事

　東京大学大学院医学系研究科医療倫理学分野 客員研究員

　箕岡医院 院長

　〈主な研究領域〉

　　終末期医療ケアの倫理，高齢者の介護倫理，認知症ケアの倫理

― 監 修 ―

日本臨床倫理学会

　監修委員（五十音順）

池田　徳博	稲葉　一人	川﨑志保理	呉屋　朝幸	清水　貴子
富田　博樹	新田　國夫	福嶋　義光	宮坂　圭一	宮武　　剛
山口　武兼	山路　憲夫	山田　陽介		

| JCOPY | 〈(社)出版者著作権管理機構　委託出版物〉 |

　本書の無断複写は著作権法上での例外を除き禁じられています。
複写される場合は，そのつど事前に，下記の許諾を得てください。
(社)出版者著作権管理機構
TEL. 03-3513-6969　FAX. 03-3513-6979　e-mail：info@jcopy.or.jp

臨床倫理入門

定価（本体価格 3,000 円＋税）

2017年 7 月 31 日　　第 1 版第 1 刷発行
2018年 7 月 20 日　　第 1 版第 2 刷発行
2021年 6 月 10 日　　第 1 版第 3 刷発行
2024年 6 月 11 日　　第 1 版第 4 刷発行

監　　修／日本臨床倫理学会
著　者／箕岡　真子
発行者／長谷川　潤
発行所／株式会社　へるす出版
　　　〒164-0001　東京都中野区中野 2-2-3
　　　Tel. 03（3384）8035［販売］　03（3384）8177［編集］
　　　振替 00180-7-175971
　　　https://www.herusu-shuppan.co.jp
印刷所／永和印刷株式会社

©2017, Printed in Japan
落丁本，乱丁本はお取り替えいたします。　　　　　　〈検印省略〉
ISBN978-4-89269-930-6